L'ARTHRITIS

MALADIE CONSTITUTIONNELLE

SA PATHOGÉNIE ET SA THÉRAPEUTIQUE AU POINT DE VUE DES THÉORIES PASTORIENNES

PAR

Le Docteur Théophile GUYOT

MÉDECIN RÉSIDENT DE L'ÉCOLE MONGE

> J'ai la conviction qu'il n'y a pas de pratique médicale sans doctrine. La doctrine permet de choisir parmi les indications innombrables de l'empirisme ; elle simplifie et éclaire la thérapeutique ; elle guide la prophylaxie, sous la réserve de la vérification et du contrôle de l'expérience.
>
> Professeur Ch. Bouchard.

PARIS

G. STEINHEIL, LIBRAIRE-ÉDITEUR

2, RUE CASIMIR-DELAVIGNE, 2

1890

L'ARTHRITIS

MALADIE CONSTITUTIONNELLE

SA PATHOGÉNIE ET SA THÉRAPEUTIQUE AU POINT DE VUE DES THÉORIES PASTORIENNES

L'ARTHRITIS

MALADIE CONSTITUTIONNELLE

SA PATHOGÉNIE ET SA THÉRAPEUTIQUE AU POINT DE VUE DES THÉORIES PASTORIENNES

PAR

Le Docteur THÉOPHILE GUYOT

MÉDECIN RÉSIDENT DE L'ÉCOLE MONGE

> J'ai la conviction qu'il n'y a pas de pratique médicale sans doctrine. La doctrine permet de choisir parmi les indications innombrables de l'empirisme ; elle simplifie et éclaire la thérapeutique ; elle guide la prophylaxie, sous la réserve de la vérification et du contrôle de l'expérience.
>
> Professeur CH. BOUCHARD.

PARIS

G. STEINHEIL, LIBRAIRE-ÉDITEUR

2, RUE CASIMIR-DELAVIGNE, 2.

1890

AVANT-PROPOS

Pour justifier l'opportunité d'une tentative hardie à beaucoup d'égards, surtout si nous nous rappelons le mérite considérable de tant d'auteurs illustres qui nous ont précédé dans l'étude des maladies rhumatismale et goutteuse, nous ne saurions mieux faire que de citer textuellement un de nos maîtres les plus autorisés, M. le docteur Besnier : « La dénomination d'*arthritis*,
» sous laquelle beaucoup de médecins réunissent, à la
» fois, la goutte et le rhumatisme, et la qualification
» d'arthritiques, que l'on applique, en fait, aux rhuma-
» tisants comme aux goutteux, ne doivent pas aujour-
» d'hui être prises dans leur acception étymologique
» absolue : les déterminations articulaires qui ont
» frappé d'abord l'attention, et qui ont emporté la dési-
» gnation première, ne sont pas les seules qui appar-
» tiennent à la maladie constitutionnelle dont le rhu-
» matisme et la goutte représentent les deux types
» principaux. On peut être arthritique sans avoir ac-
» tuellement ou sans avoir eu encore de localisation
» articulaire, de même que l'on peut être scrofuleux
» par une tumeur blanche aussi bien que par des
» écrouelles, et qu'on peut avoir toutes sortes d'arthro-

» pathies sans être arthritique. Tant que la connais-
» sance générale des maladies sera aussi imparfaite
» qu'elle l'est encore actuellement, les nosologistes ne
» sont pas autorisés à exiger dans les mots une rigueur
» qui n'existe pas dans les choses, la recherche de
» l'absolu est hors de propos, et il faut se résigner à
» conserver les termes que l'usage a consacrés, à leur
» assigner la signification variable que comporte l'état
» progressif et mobile de la science médicale, et ne
» pas s'attarder à des subtilités de nomenclature qu'on
» peut défendre avec conviction dans la science, mais
» qu'on est obligé sans cesse d'abandonner dans l'art.
» Au demeurant, la signification de ces mots : *arthri-*
» *tis*, *goutte*, *rhumatisme*, *n'a jamais cessé d'être un*
» *sujet de discussion*, *d'incertitudes et de malentendus* ;
» la notion scientifique que l'on en peut formuler
» aujourd'hui ne s'est dégagée qu'avec une extrême
» lenteur, et il nous sera trop aisé de montrer non seu-
» lement que le travail d'évolution est loin d'être ter-
» miné, mais encore de signaler les dissidences fâcheu-
» ses qui existent à cet égard entre les médecins,
» plutôt, il est vrai, dans la science que dans la prati-
» que, dans la doctrine que dans le fait. »

Et plus loin :

« Cependant, il est incontestable qu'il y a, dans
» l'idée que synthétise l'*arthritis*, quelque chose de
» vraiment médical, et dans les caractères qu'on lui
» assigne des moyens précieux de rattacher à une cause

» vraisemblable toute une multitude de faits particu-
» liers jusque-là incompris. »

Cette manière de voir nous semble bien exprimer l'état d'indécision et de vague dans lequel se trouvent la plupart des médecins au sujet d'une entité pathologique qu'ils pressentent plutôt qu'ils ne l'affirment, et cela parce qu'ils ne voient pas quel peut être le lien qui existe entre les diverses maladies qu'elle détermine.

On n'est pas du reste plus avancé au sujet de la nature intime de la goutte ou du rhumatisme. On s'accorde à dire que l'uricémie, dont on a voulu faire la caractéristique de la goutte, n'en est pas le corollaire obligé et qu'il doit y avoir une cause préexistante inconnue dans son essence. Quant à la pathogénie du rhumatisme, on est réduit au même aveu d'impuissance.

Des tentatives ont été faites pour saisir le lien commun à ces deux affections, que M. le professeur Bouchard étudie dans son livre sur les maladies par ralentissement de la nutrition ; la série des dédoublements chimiques y est poursuivie dans tous ses détails avec une analyse rigoureuse. Pourtant l'esprit n'est pas entièrement satisfait, pour le rhumatisme en particulier :

« Ce quelque chose de spécial, qui caractérise le rhu-
» matisme, il ne faut le chercher, ni dans la cause, ni
» dans le symptôme, ni dans la lésion, ni dans le
» siège de la lésion, ni dans la nature du tissu affecté.
» Ce quelque chose de spécial, c'est ce que vous appe-

» lez l'état général ; c'est ce que beaucoup de médecins » appellent l'état diathésique ; c'est ce que j'appelle le » trouble nutritif, *trouble nutritif qui, s'il était connu,* » *constituerait l'élément pathogénique.*

» Nous soupçonnons par analogie que ce trouble » nutritif doit rentrer dans la catégorie des vices de » la nutrition par retard ou ralentissement, et c'est la » clinique qui nous pousse vers cette conclusion, non » par l'étude des causes, des symptômes, des lésions » de la maladie, mais par la constatation des parentés » morbides ou des affinités pathologiques » (1).

M. Bazin, qui a défendu avec un si grand talent l'existence de la maladie constitutionnelle arthritique, s'est appuyé sur des caractères extérieurs, tout de forme, bien difficiles à saisir, et n'a pas cherché à en pénétrer la nature intime.

Ce qui domine, en somme, c'est l'obscurité.

Or, il est une série d'agents producteurs de maladies, de jour en jour mieux connue, plus compréhensive, à laquelle on ne s'est pas encore adressé pour trouver la cause possible des manifestations diverses de l'arthritis, c'est le monde des infiniment petits que nous ont appris à connaître les travaux de M. Pasteur et de son école, corpuscules vivant d'une vie propre, à côté de nous ou en nous, et dans ce cas à nos dépens, créant alors dans notre économie les maladies les plus diverses.

Nous avons été amené à penser, comme on le verra

(1) Ch. Bouchard. — *Maladies par ralentissement de la nutrition*, p. 327.

plus loin, que c'était là qu'était la clef du problème, et le but de notre travail est de démontrer que l'arthritis, comme la syphilis, comme la tuberculose, comme la lèpre, est vraisemblablement une maladie infectieuse et microbienne.

Les derniers écrits, ceux même des auteurs les plus opposés aux idées que nous défendons, portent la marque de ces notions de fermentation et d'infection, de façon tout à fait passagère, il est vrai, et sans aucune tendance à la généralisation. Aurons-nous été trop hardi en reprenant ces idées pour en faire l'essence même de la théorie que nous soutenons ? Le lecteur en jugera.

Si notre manière de voir est juste, nous n'aurons pas eu d'autre mérite que celui d'avoir su profiter des travaux antérieurs des médecins et des microbiologistes, d'en avoir fait en quelque sorte l'adaptation sauf vérification ultérieure et indispensable.

Nous comparerons ce qui s'est passé à deux armées qui assiègent une ville ; les généraux font les plans, tracent les approches, et rivalisent de manœuvres savantes ; il peut être réservé à un de leurs soldats d'arriver le premier sur la brèche et d'y planter le drapeau national en signe de possession.

Ce dernier mot est de trop cependant ; il faudrait avoir trouvé, décrit, étudié le microbe de l'arthritis, et tout en étant persuadé de son existence, nous n'avons pas rempli ces conditions ; mais a-t-on réellement trouvé celui de la syphilis, et depuis combien de temps a-t-on découvert celui de la tuberculose? Ces deux maladies ont pourtant plus d'un point de ressemblance avec l'arthritis, à commencer par l'hérédité qui n'est niée que par le petit nombre pour la maladie qui nous occupe.

Quoi qu'il en soit, voici quel a été notre point de départ dans la conception que nous nous faisons actuellement de l'arthritis :

J'ai le privilège peu enviable, mais très répandu malheureusement, d'être de race arthritique ; grand père, et oncle goutteux : gravelle biliaire et urinaire, rhumatisme, dyspepsie, migraine chez les autres membres de ma famille ou chez moi-même. Or nous sommes presque tous atteints de périostite alvéolo-dentaire et je dois la guérison de cette affection si ennuyeuse à mon confrère et ami le Docteur Galippe.

Ce médecin, chercheur infatigable et ingénieux, considère l'ostéo-périostite arthro-dentaire ou pour employer un terme plus court, la gingivite expulsive, comme le résultat de la décomposition et du dépôt des sels terreux de la salive par des micro-organismes. Son opinion est fondée sur des études microscopiques faites également par MM. Vignal et Malassez. Partant de ce fait et de cet autre, affirmé par M. Magitot et tant d'autres, que la gingivite expulsive est presque toujours observée chez des sujets arthritiques, je me suis demandé si les concrétions calculeuses diverses, calculs biliaires, vésicaux ou rénaux, tophus des goutteux, n'étaient pas produites par une même cause, et le docteur Galippe auquel je parlais de cette idée *à priori*, me communiqua un travail (1) où il établit le fait en question par des études microscopiques pour les calculs urinaires et biliaires, tout au moins. Il ne généralise pas du reste, car il considère la gingivite expulsive comme une maladie infectieuse non diathésique pouvant survenir chez tous les sujets débilités par une cause quelconque.

Poursuivant mon idée, je me demandai si les dépôts tophacés des divers organes, les concrétions uratiques des articulations chez les goutteux, les productions ostéophites du rhumatisme osseux, les dépôts calcaires ou athéromateux des artères et des veines, voire des conduits biliaires, les plaques d'endocardite calcifiée, etc., n'étaient pas produites par un mécanisme semblable ?

Cette conception pourra certainement à première vue paraître un peu grossière, bien incapable d'expliquer les manifestations si diverses du rhumatisme et de la goutte, dans les muscles, le système nerveux, les viscères, et même dans les articulations où le rhumatisme surtout peut ne produire que des lésions excessivement transitoires comme dans ses formes aiguës ou de toute autre nature comme dans certaine de ses formes chroniques, le rhumatisme chronique fibreux.

Qu'on veuille bien cependant ne pas s'arrêter à cette impossibilité plus apparente que réelle et examiner avec

(1) GALIPPE. *Journ. des connaiss. méd. prat. et de pharm.* 1886, p. 101.

nous de quelle façon ces faits peuvent être réunis et expliqués par une même cause. Nous espérons faire partager à nos lecteurs la conviction qui s'est emparée de plus en plus de notre esprit à mesure que nous avons pénétré plus avant dans le sujet par la lecture critique des auteurs, des recueils d'observations et l'étude des travaux de l'école pastorienne si fertiles en applications fécondes, en faits inattendus pour la plupart des médecins de notre génération.

Sans plus nous attarder à des préliminaires dont quelques-uns seraient mieux placés à la fin de ce travail, nous allons dès maintenant en fixer la matière en donnant d'une manière aussi succincte que possible, l'énumération des affections, des lésions, des symptômes divers que nous revendiquons comme dépendant de l'arthritis.

CHAPITRE PREMIER

Définition de l'arthritis et des maladies constitutionnelles. — Énumération et classification des différentes manifestations de l'arthritis.

C'est à Bazin que nous demanderons la définition de l'arthritis. Pour ce savant dermatologiste, « l'arthritis » est une maladie constitutionnelle non contagieuse, » caractérisée par des manifestations variées sur divers » systèmes organiques et spécialement par des affec- » tions de la peau, des manifestations articulaires et la » tendance à la formation d'un produit particulier, le » tophus ».

Nous ferons toutefois des réserves quant à la non-contagiosité de la maladie, question obscure que personne à notre connaissance n'a encore soulevée, mais que certains faits pourraient conduire à rechercher. M. Bazin donne également trop d'importance aux affections cutanées, mais il ne faut pas oublier qu'elles constituaient son principal champ d'étude.

La définition ci-dessus nous conduit à une seconde, celle des maladies constitutionnelles. D'après le même auteur, on doit entendre par cette appellation « une

» maladie aiguë ou chronique, pyrétique ou apyrétique, » continue ou intermittente, ordinairement à longues » périodes, contagieuse ou non contagieuse, caractéri- » sée par un ensemble de produits morbides ou d'affec- » tions très variées sévissant indistinctement sur tous » les systèmes organiques ; exemple : scrofule, syphi- » lis, herpétis, arthritis »

On dirait mieux maintenant: tuberculose, syphilis, lèpre, arthritis. La scrofule, en effet n'est sans doute qu'une des formes de la tuberculose, ainsi que le démontre la présence du bacille de Koch dans la plupart de ses produits pathologiques. Quant à l'herpétis, comme le dit si bien M. Besnier (1) : « c'est ce qu'il y a de plus » incertain, de plus réellement inconnu, de plus vague » comme conception au point de vue de l'état actuel de » la science ; c'est le dernier compartiment du casier » des maladies constitutionnelles dans lequel on a in- » troduit de gré ou de force une série de faits qu'on ne » savait pas interpréter, ou pour lesquels il n'y avait » pas d'interprétation possible. Le démembrement de » cette maladie est commencé ; il doit continuer jusqu'à » ce qu'on ait trouvé une meilleure caractéristique à lui » attribuer » (2).

Des quatre maladies que nous prenons comme exemple, on connaît le microbe spécifique pour la tubercu-

(1) *Dict. de Dechambre.* Art. rhumatisme, p. 774.

(2) M. le Pr. Bouchard se refuse également à admettre cette diathèse (*loc. cit.* p. 361).

lose et la lèpre, on a fait des recherches pour celui de la syphilis et Lutsgarten a décrit un bacille dont la valeur pathogénique n'est pas encore établie sans conteste. Il n'en est pas moins vrai que la syphilis, surtout depuis les travaux de M. Ricord et de son école, basés sur la seule observation clinique, peut être considérée comme le type des maladies constitutionnelles ; elle est de plus virulente, c'est-à-dire infectieuse. La tuberculose, la lèpre et la syphilis, présentent bien les caractères donnés par Bazin comme ceux des maladies dont nous parlons ; la présence de bacilles spéciaux dans les deux premières, acceptée généralement comme leur cause spécifique, peut faire admettre que la cause de la troisième est sans doute aussi un microbe.

Reste l'arthritis avec ses deux grandes modalités, goutte et rhumatisme. Voyons si cette entité pathologique, elle aussi, peut se ranger dans le même groupe, à ne considérer que les affections diverses qu'elle engendre, ses symptômes et leur évolution : Bazin les énumère en en faisant une classification par périodes se commandant les unes les autres : cette classification qui comporte un certain degré de vérité est cependant fort discutable et on remarque rarement dans la pratique une régularité aussi grande ; du reste cet illustre médecin se hâte d'ajouter que comme la syphilis, l'arthritis peut présenter une marche irrégulière, les périodes ultimes pouvant survenir bien plus rapidement et même d'emblée.

Il faut cependant se reconnaître et établir un peu d'ordre dans ce chaos de manifestations si nombreuses, si variées et si dissemblables en apparence.

Nous ferons d'abord une grande séparation admise par la plupart des auteurs qui s'occupent de la question, indépendamment même de l'idée doctrinale, et nous rangerons d'un côté les manifestations dites abarticulaires, dénomination impropre et semblant indiquer que ces manifestations sont sous l'influence des lésions des articulations alors qu'elles les précèdent bien souvent ; de l'autre côté nous réunirons les localisations articulaires.

1° *Manifestations abarticulaires ou plutôt manifestations de l'arthritis dans les organes autres que les articulations.* — Pour ne pas allonger inutilement cet exposé nous nous bornerons à une simple énumération en suivant l'ordre des organes et tissus de l'économie. On nous permettra cependant de faire observer que sauf des nuances en plus ou en moins, toutes ces localisations de l'arthritis sont énumérées aussi bien dans les traités de la goutte que du rhumatisme et par les auteurs même qui sont les partisans les plus convaincus de la différence complète entre les deux affections. Sur la peau, l'eczéma, les érythèmes d'ordres divers, l'acné, le pityriasis, le psoriasis, etc., les dermalgies hypéresthésies ou anesthésies.

Dans le tissu cellulaire, les tophus, les nodosités sous-cutanées rhumatismales et goutteuses, décrites par MM. Ferréol (1), Jaccoud (2) et Lécorché (3). La transformation fibreuse de ce tissu qui forme la gangue, le mortier en quelque sorte de la plupart des organes de l'économie.

Dans les muscles, le rhumatisme musculaire vague ou localisé, la goutte vague ou localisée, les crampes, les atrophies.

Dans les nerfs, les névralgies.

Dans le système nerveux central les migraines, les céphalées, les vertiges, certaines formes de chorée, l'irritation spinale, la goutte médullaire, les formes délirantes, cérébrales du rhumatisme et de la goutte, etc., etc.

Dans le système vasculaire, les lésions cardiaques sur l'endocarde, le péricarde et le myocarde, l'athérome artériel, les varices, les phlébites.

Dans l'appareil respiratoire, les épistaxis, les coryzas spéciaux, l'asthme, certaines variétés de bronchite et de congestion pulmonaire ou de laryngite.

Dans le tube digestif, l'ostéo-périostite alvéolo-dentaire, la pharyngite granuleuse, la dyspepsie et la dilatation gastrique et leurs formes aiguës, subaiguës ou chroniques, le catarrhe intestinal, les hémorroïdes qui pourraient aussi bien être classées dans les troubles de l'appareil vasculaire.

(1) *Union médicale.*
(2) *Path. int.*, 4e édit., p. 559.
(3) *Traité de la goutte*, 1884.

Dans le foie, la lithiase biliaire, la congestion.

Dans les reins, la néphrite interstitielle, la lithiase urinaire.

Dans la vessie, les cystites.

Dans les organes des sens, diverses lésions de l'œil et de l'oreille.

Enfin toutes les manifestations errantes de la goutte et du rhumatisme vagues qui sans se fixer apparemment nulle part, rendent malheureux et réellement malades tant de pauvres patients qu'on appelle hypochondriaques, névropathes, si on ne les traite pas de malades imaginaires, probablement parce qu'on s'imagine qu'ils ne le sont pas et sans s'apercevoir qu'on devrait s'en prendre à soi-même de l'insuffisance des moyens d'investigation sur les conditions étiologiques de ces accidents.

Cette énumération déjà si longue ne comprend certes pas toutes les modalités si diverses que peuvent affecter la goutte et le rhumatisme, mais chacun peut se reporter aux traités spéciaux et notre but n'est pas de donner la description complète de ces affections, mais seulement de montrer qu'elles peuvent toutes être produites par l'évolution d'un microbe spécifique.

2° *Manifestations articulaires de l'arthritis.* — Ce sont les formes aiguës ou chroniques de la goutte articulaire, le rhumatisme articulaire aigu, subaigu et chronique avec ses variétés, rhumatisme chronique simple, chronique fibreux, chronique osseux et ses sous-variétés, osseux multi-articulaire, osseux partiel, osseux des phalanges, nodosités d'Heberden et probablement aussi nodosités phalangiennes de Bouchard.

Si on compare la longue liste des manifestations dites abarticulaires de l'arthritis et celle relativement courte de ses manifestations articulaires, on verra qu'en réalité celles-ci ne jouent qu'un rôle épisodique dans l'évolution de la maladie. Oui, la vivacité des douleurs dont elles s'accompagnent, la réaction intense qu'elles déterminent dans l'organisme, l'appareil solennel et grave que leur prête le cortège des accidents viscéraux aigus qui viennent s'y mêler, les précédant immédiatement, les accompagnant ou les suivant ; tout cela montre que leur apparition coïncide avec les périodes les plus actives de l'existence du principe morbide ; dans un autre ordre de faits, leur chronicité qui empoisonne l'existence entière allonge singulièrement l'épisode et leur fait attribuer à juste titre une gravité et une attention soutenue de la part du médecin. Il n'en est pas moins vrai qu'elles ne sont en elles-mêmes que quelques-unes des nombreuses manifestations de la maladie et non les plus graves. L'asthme, l'artério-sclérose, la néphrite interstitielle, certaines affections cardiaques qui s'installent à petit bruit, lentement, sourdement et sans la coïncidence des localisations articulaires, ont bien aussi leur importance et tuent le malade plus sûrement que la goutte ou le rhumatisme articulaire aigü avec leurs grands éclats. C'est l'histoire du torrent et de la rivière.

On nous accordera bien aussi que toutes les autres manifestations si nombreuses de l'arthritis énumérées ci-dessus qui se succèdent, alternent et se combinent chez un malheureux patient, méritent également quelque attention.

Elles montrent en tout cas que la maladie est toujours prête à se manifester par quelque affection plus sérieuse pour peu qu'une cause adjuvante, refroidissement, émotions morales, surmenage ou traumatisme, viennent nous affaiblir et diminuer nos moyens de résistance.

C'est ici qu'apparaît l'avantage d'une doctrine au point de vue d'une thérapeutique méthodique et préventive qui n'attend pas pour intervenir l'apparition des troubles graves, des lésions irrémédiables.

Si la méthode analytique est indispensable pour l'étude des symptômes et leur réunion en groupes variés qui constituent les affections diverses, il faut bien reconnaître que la méthode synthétique doit lui venir en aide lorsqu'il s'agit de réunir entre elles ces affections et de chercher le lien qui les rattache aux différentes maladies constitutionnelles; c'est elle encore et elle seule qui permet d'appliquer une thérapeutique rationnelle et de ne pas se borner aux palliatifs ou à un traitement purement symptomatique.

Prenons pour exemple une affection cutanée, l'eczéma; la méthode analytique le décrit dans ses manifestations à peu près toujours les mêmes, le distingue des affections qui s'en rapprochent le plus, lui donne une place à part dans la classe des affections cutanées, puis la synthèse intervient qui le rattache à la syphilis, à la scrofule ou tuberculose, c'est tout un, enfin à l'arthritis et chacune de ces variétés d'eczéma, syphilitique, scrofuleux, arthritique, exigera un traitement différent : mercure et iodures, huile de foie de morue et préparations arsénicales, alcalins et médication sulfuro-alcaline. Le seul tort de M. Bazin est d'avoir attribué trop d'importance à des caractères morphologiques trop inconstants et difficiles à saisir.

L'utilité de sa doctrine au point de vue du traitement n'en reste pas moins établie, aussi bien que celle d'une doctrine en général au point de vue du rattachement des diverses affections aux maladies constitutionnelles ou spécifiques justiciables d'un traitement également spécifique.

Nous devons à notre tour exposer la nôtre en ce qui concerne l'arthritis ; c'est ce qui fera l'objet des chapitres suivants.

CHAPITRE II

Exposé de la doctrine. — Comparaison entre la scrofulose et la tuberculose d'une part, le rhumatisme et la goutte d'autre part. — Résumé des propriétés physiologiques des microbes et des réactions qu'ils déterminent dans l'économie de l'individu ou des séries.

Pour nous, le rhumatisme et la goutte ne sont que deux modalités d'une même maladie constitutionnelle, l'arthritis.

Cette maladie constitutionnelle est très vraisemblablement causée par l'évolution dans l'économie d'un microbe spécifique encore à trouver (1), évolution plus ou moins parfaite suivant les conditions de terrain, et d'influences extérieures, hygiène, alimentation, climat, activité physique et intellectuelle, traumatisme, suivant aussi les organes atteints. Ces conditions suffisent d'après nous pour expliquer les différences que présentent, non seulement le rhumatisme et la goutte articulaires, mais encore les manifestations de ces deux variétés

(1) Les considérants que nous aurons à présenter sur certains faits dans le courant de ce travail peuvent donner à penser qu'il a été entrevu.

d'une même affection sur les articulations, les viscères ou certains tissus.

Il est bien intéressant de rapporter ici un passage dû à M. le docteur Besnier qui montre (1) de combien près nos idées ont été pressenties sans être exprimées, et comment on peut, avec un sens médical affiné et divinatoire, relier entre elles des affections dont on ne connaît pas encore la nature exacte :

« Il en est à cet égard du rhumatisme et de la goutte » comme de la scrofulose et de la tuberculose par » exemple, considérées dans leurs rapports réciproques, à la fois analogues et dissemblables, ayant parfois l'une et l'autre une origine semblable et une terminaison identique, se rencontrant ou se confondant » çà et là dans leur trajet, mais conservant néanmoins » une individualité tellement positive que l'on ne saurait les confondre sous une même dénomination sans » violer d'une manière flagrante les lois de l'observation médicale ».

Ceci était écrit en 1876 et depuis, la découverte du bacille de Koch est venue singulièrement éclaircir ces rapports de la scrofulose et de la tuberculose, enlever les doutes qui existaient encore sur leur analogie, établir en un mot leur identité, sauf des nuances accessoires.

Nous pouvons en tirer cette conclusion, cet espoir si on veut, que pareille chose arrivera pour le rhumatisme

(1) Dre Encyclop., art. *Rhumatisme*, p. 451.

et la goutte où les hésitations sont de même ordre ainsi que le montre si bien M. Besnier.

L'absence complète de parti-pris exige un véritable stoïcisme et il est évident que quand on étudie un sujet avec l'espoir d'y trouver les preuves d'un état de choses qu'une idée *à priori* vous y fait soupçonner, on n'est pas absolument dégagé d'une certaine tendance à grossir les faits en rapport avec cette idée, à négliger ceux qui s'y accordent mal ou pas du tout.

Afin d'éviter, autant que possible, cette influence fâcheuse, étant donné le point de départ signalé plus haut (page 10) de nos recherches, nous avons commencé par refaire la lecture attentive des divers traités de la goutte et du rhumatisme. L'ouvrage sur *le Rhumatisme*, si remarquable, si plein de faits, si dénué de préoccupation doctrinale, publié par M. Besnier dans le *Dictionnaire de Dechambre*, le *Traité de la goutte* de notre cher et excellent maître M. Lécorché, où la description de la maladie est poursuivie jusque dans ses plus petits détails, l'article *Goutte* de M. Rendu dans le *Dictionnaire de Dechambre*, fait à un point de vue un peu différent et dans lequel l'auteur se montre moins personnel et plus éclectique, les leçons empreintes d'une philosophie médicale si élevée de M. le professeur Charcot *sur la goutte et le rhumatisme*, le *Traité des maladies par ralentissement de la nutrition* de M. le professeur Bouchard, les *Leçons cliniques* de M. Gueneau de Mussy où la noblesse de la pensée s'allie à la largeur des conceptions et à un sens clinique si profond, telles ont été nos principales sources de renseignements ; joints à cela les nombreux articles disséminés dans les recueils périodiques, etc., que nous aurons à signaler dans le courant de notre étude et qui traitent la matière sous les points de vue les plus divers, car ce qui nous a frappé le plus c'est que chacun, à peu près, a sa façon personnelle de considérer ces maladies, en dehors bien entendu du domaine des symptômes et de l'évolution, mais presque tous s'accordent à reconnaître une parenté plus ou moins rapprochée entre elles.

Nous avons ainsi acquis la notion des conditions, en apparence impossibles à remplir, qu'un microbe doit réaliser pour permettre l'explication des diverses modalités affectées par la goutte et le rhumatisme respectivement ou simultanément et leurs si nombreuses et si dissemblables manifestations anatomiques ou cliniques.

Nous avons dû nous assimiler ensuite un traité d'ensemble, un corps de doctrine raisonnée et basée sur les faits connus de l'histoire naturelle des microbes.

Il nous a été possible alors de nous assurer que ces infiniment petits, étudiés dans leur vie propre, leur physiologie spéciale, leur histoire naturelle en un mot, présentaient tous les caractères nécessaires et suffisants, remplissaient tous les désiderata faute desquels nous étions obligé de nous arrêter. Pour en citer un exemple, mal placé ici certainement et sur lequel nous reviendrons, mais que nous ne pouvons pas nous empêcher de rapporter dès maintenant, la goutte saturnine, ce côté obscur et si singulier de la genèse de la podagre, trouve une explication toute naturelle dans la notion de la nutrition minérale des microbes et les expériences si intéressantes de M. Raulin.

Avant de poursuivre l'exposé des considérations sur lesquelles nous devons fonder notre théorie, nous pensons qu'il est utile de résumer, de manière aphoristique et forcément incomplète, les principales propriétés physiologiques, les diverses manières d'être des micro-organismes, comme aussi les réactions particulières qu'ils déterminent dans l'organisme de l'individu ou de sa descendance. Le lecteur qui voudra se rendre un compte exact ira aux sources où nous avons puisé nous-même (1). Il pourra, entre autres, lire comme nous avec un véritable plaisir les pages attrayantes écrites par M. Duclaux dans un style imagé où le pittoresque de l'expression n'empêche en rien d'apprécier la sûreté de la méthode et la sévérité de la logique.

(1) E. Duclaux. *Le microbe et la maladie. Ferments et maladies.* — Legendre, Barette et Lepage. *Traité pratique d'antisepsie appliquée à la thérapeutique et à l'hygiène.* — *Journal des connaissances méd. prat. et pharmac.*, années 1886-87 et 88 etc.

PRINCIPALES PROPRIÉTÉS PHYSIOLOGIQUES DES MICROBES ET PRINCIPALES RÉACTIONS ORGANIQUES DÉTERMINÉES PAR EUX.

1° L'effet ordinaire de l'évolution des microbes dans une matière organisée vivante ou morte, azotée ou hydrocarbonée, est la décomposition de cette matière dans des termes de plus en plus simples qui finissent par se réduire à des gaz et à des substances minérales.

2° Pour la plupart des microbes, cette évolution qui constitue leur vie active s'accompagne d'une repullulation ou reproduction ; mais ils peuvent aussi avoir une vie latente qui leur permet d'attendre que les conditions de cette vie active soient réalisées.

3° Les dédoublements chimiques, déterminés par les microbes et considérés comme les produits de leur nutrition, sont hors de proportion quant à leur quantité avec celle des microbes générateurs.

4° La multiplication des microbes se fait par segmentation ou par sporulation. Comme la graine du végétal, la spore est la forme résistante de l'individu, la forme de conservation de l'espèce ; elle supporte sans en souffrir des conditions d'existence mortelles à bref délai pour le microbe adulte ; en elle la nutrition est suspendue, la respiration devient à peine perceptible, la puissance et la résistance se modèrent à la fois et elle peut vivre longtemps à l'état latent pour ainsi dire, attendant que des conditions favorables de milieu se réalisent et lui permettent de se développer. Cette vie latente peut être également observée chez le microbe parvenu à son entier développement.

5° Diverses influences extérieures favorisent la destruction ou la vie et la reproduction des microbes, parmi lesquelles nous citerons l'action de l'air, de la température, de la radiation solaire.

6° Un même microbe est susceptible de vivre de deux façons différentes suivant, par exemple, qu'il se développe ou non au contact de l'air et de l'oxygène (vie aérobie et anaérobie de la levûre de bière).

7° Le même microbe peut présenter des modifications d'ordre physiologique et morphologique suivant les milieux de culture où il se développe, et donner lieu alors à des produits chimiques différents. (Expériences de MM. Guignard et Charrin sur le microbe de la pyocyanine qui, par suite de certaines modifications de son milieu de culture, appauvrissement en matériaux nutritifs ou addition de substances antiseptiques, cesse de fabriquer la matière colorante tout en continuant à vivre).

8° Le même microbe peut transformer successivement une même substance en des éléments de plus en plus simples, ne s'attaquant à ces divers éléments que quand celui qui leur est immédiatement supérieur a été dédoublé (action du mycoderma aceti sur l'alcool du vin et de la bière qu'il transforme d'abord en acide acétique, puis en acide carbonique et en eau, cessant de décomposer l'acide acétique si on rajoute de l'alcool pour ramener encore cet alcool à l'état d'acide acétique avant de recommencer à attaquer celui-ci) « ce choix » délibéré entre les aliments n'est pas particulier au » mycoderma aceti, dit M. Duclaux, j'ai vu que tous les » microbes le manifestent. »

9° Au point de vue des besoins alimentaires, les microbes se montrent très délicats. Certains exigent un aliment hydrocarboné particulier : la plupart se montrent très difficiles sur le choix de leurs aliments azotés. Ils exigent en fait d'aliments minéraux des mélanges à la fois très complexes et spéciaux. On voit, dans l'expérience si intéressante de M. Raulin, pour les détails de laquelle nous sommes obligé de renvoyer au livre de M. Duclaux (*Le microbe et la maladie*, p. 61), d'infimes proportions de zinc favoriser singulièrement la végétation de l'aspergillus niger, l'acide phosphorique, l'ammoniaque être également nécessaires ; par contre des traces d'argent, de sels de mercure, de platine ou de cuivre, agir comme de véritables poisons.

10° Suivant les conditions de milieu, l'activité physiologique des microbes est plus ou moins grande, peut devenir à peu près nulle ou reprendre une vigueur extraordinaire (Exemple de la levûre vieillie par un long contact avec l'acide carbonique ou rajeunie par celui de l'air).

Ces variations d'activité physiologique ont été étudiées surtout à propos des maladies virulentes : l'influence de certains milieux de culture, de certaines causes extérieures, lumière, chaleur, etc., du passage dans l'organisme d'animaux différents, augmente ou diminue l'activité des microbes à des degrés divers qui peuvent affecter un certain caractère de fixité, mais que les mêmes influences peuvent toujours ramener à la moyenne ordinaire ou diminuer encore.

11° A ces variations d'activité physiologique chez le microbe correspondent des variations de résistance de l'organisme animal, résistance susceptible d'être augmentée ou diminuée par le bon ou le mauvais état de la nutrition, les influences extérieures de chaleur, de lumière, de traumatisme. Ce degré de résistance est également susceptible, une fois produit, de se transmettre par l'hérédité, aussi bien chez les microbes que chez les animaux supérieurs.

12° Comme les cellules du corps humain, les cellules autonomes appelées microbes sont capables de sécréter des diastases variées et adaptées à la digestion, à l'assimilation des substances ternaires ou quaternaires dont ils se nourrissent. Chacune de ces substances exige une diastase appropriée. Or, suivant M. Duclaux, « une » même cellule vivante peut en produire plusieurs à la » fois ou successivement, mais alors elle ne les produit » pas nécessairement, fatalement, comme une consé- » quence irrésistible de sa vie et de son fonctionne- » ment physiologique. Leur production est en rapport » avec le mode d'alimentation de la cellule, et on n'é-

» nonce pas une vérité absolue, mais on indique le sens » général du phénomène en disant qu'une cellule ne » secrète que la diastase ou les diastases dont elle a » besoin et en quantité proportionnée à ses besoins. » C'est là un fait d'adaptation physiologique. »

13° Tout apparaît identique dans le monde des animaux supérieurs et dans celui des infiniment petits : structure des cellules, nature des aliments, mécanisme de l'alimentation, produits d'assimilation et de désassimilation, point de départ et résultat de l'action respiratoire.

14° Diverses causes favorisent l'évolution des microbes dans l'économie, mais en particulier le mauvais état de la nutrition.

15° L'économie emploie divers moyens pour s'opposer au développement des microbes. La suractivité de la circulation dans les organes envahis, la prolifération des cellules atteintes sont un fait général. Dans la tuberculose, on voit les cellules endothéliales des lymphatiques ou des vaisseaux devenir des cellules géantes, des cellules migratrices confluentes se mettre de la partie et enfermer l'îlot tuberculeux dans une coque fibreuse. Ainsi font souvent les cellules fixes du tissu conjonctif. Parfois même la résistance part d'une source imprévue : ainsi, d'après Koch, les globules lymphatiques s'incorporent la bactéridie du charbon, et leur protoplasma l'entoure comme d'une gangue inerte (Duclaux, *loc. cit.*), etc.

16° Certains microbes peuvent produire directement une vulnération de certaines cellules, modifier leur constitution chimique en faisant par exemple coaguler leur albumine. Les cellules ainsi altérées se modifient (nécrose de coagulation de Cohnheim).

Un processus pathogénique qui doit jouer souvent un rôle important est l'intoxication de l'organisme par les produits chimiques résultant soit de la désassimilation des microbes eux-mêmes, soit de la destruction des tissus organiques altérés par la présence des microbes.

17° Les microbes présentent dans les divers tissus de l'économie des conditions d'existence fort diverses. Ils produisent suivant leur localisation des maladies différentes. *Le même microbe chez le même sujet ne donne donc pas toujours la même maladie.*

18° Le microbe installé dans l'organisme y amène des variations physico-chimiques plus ou moins profondes. En y arrêtant ou y modifiant la nutrition générale par son action sur le système nerveux ou circulatoire, en y alimentant la sienne, en y rejetant ses produits de sécrétion, il change de jour en jour la constitution du milieu où il vit. Ces modifications de milieu peuvent être favorables, indifférentes ou défavorables à la vie du parasite ; si elles sont favorables, le champ est évidemment ouvert pour un envahissement de plus en plus complet, de plus en plus profond. Les maladies de cet ordre seront toujours graves ou même mortelles, telle est la tuberculose (1). Guéries, soit par une intervention thérapeutique, soit par le jeu naturel des forces examinées (n° 15) elles laisseront le terrain préparé pour un nouvel ensemencement. Duclaux (*loc. cit.*).

19° A côté de l'hérédité d'immunité existe une hérédité morbide. La première correspond aux microbes qui stérilisent leur milieu de culture et par là aux maladies virulentes ; la seconde aux microbes qui le préparent en quelque sorte pour une récidive.

20° Si on envisage l'hérédité au point de vue de son mécanisme on peut admettre qu'elle comporte deux variétés :

a) L'hérédité du microbe qui passe au travers de l'ovule ; c'est l'hérédité de la maladie des corpuscules des vers à soie ou pébrine, peut-être celle de la syphilis.

b) L'hérédité fonctionnelle, espèce de vaccination à rebours favorisant l'invasion du germe banal de la maladie ; telle est l'hérédité de la tuberculose, de la flacherie du ver à soie. Son mécanisme est sommairement indiqué aux paragraphes 18, 19 et 11.

(1) Telle est, croyons-nous, l'arthritis à un moindre degré.

CHAPITRE III

Organes et affections où se rencontrent les dépôts cristallins organiques ou calcaires. — Analogie de la goutte et du rhumatisme chronique osseux quant aux lésions anatomiques élémentaires.

L'idée mère de notre étude, avons-nous dit (page 10) est que le mécanisme de la production des dépôts cristallins organiques ou de substance calcaire dans divers tissus ou organes de l'économie, relève de l'ordre des phénomènes de fermentation ou dédoublement produits aux dépens des composés organiques de ces tissus et de ces organes par l'action d'un micro-organisme parasite.

Nous considérons ces dépôts de matière cristalline organique (acide urique et urate de soude, cholestérine, oxalates, cystine) et de substance calcaire, comme l'aboutissant final de la vie du microbe qui a besoin de ces divers composés pour atteindre sa dernière période évolutive. Le docteur Galippe compare le tartre ou les calculs biliaires salivaires, urinaires etc., à des polypiers ; les matières minérales ou organiques cristallines ne forment que l'enveloppe, l'habitation si on veut du micro-organisme qui en a provoqué la formation et le dépôt par une série d'actions inconnues dans leur succession et leur gradation mais pouvant être assimilées à celles qui se passent dans les diverses fermentations des matières organiques.

Quelles sont donc les maladies, les affections ou les organes dans lesquels on observe ces dépôts ?

La goutte d'abord dans ses formes aigues et chroniques, où on voit l'acide urique se déposer dans les articulations et à leur pourtour, dans les gaînes tendineuses, les bourses séreuses, le tissu cellulaire sous-cutané, tophus, etc.

Le rhumatisme chronique osseux et ses variétés avec leurs productions ostéophytiques. (Il ne s'agit pas ici d'un simple dépôt calcaire ; il y a production d'os nouveau et ce fait semble en contradiction avec ce que nous avançons ; nous aurons à y revenir et à en fournir une explication. Qu'on veuille bien nous faire crédit jusque-là).

L'artério-sclérose et ses dépôts athéromateux et calcaires.

Les endocardites et péricardites calcifiées et athéromateuses.

Quelques faits rares, il est vrai de myocardite calcifiée ou ossifiante.

Les varices ossifiées (dégénérescence des parois, phlébolithes).

La lithiase biliaire.

La dégénérescence calcaire ou athéromateuse des conduits biliaires.

La lithiase urinaire (et non urique seulement).

L'ostéo-périostite arthro-dentaire.

Les dépôts ou dégénérescences calcaires d'organes divers, dure-mère, œsophage, peau, muscles, bronches, larynx, poumons, intestin, etc.

A l'énumération de ces diverses maladies ou lésions, l'esprit de la plupart des médecins saisira immédiatement entre certaines d'entre elles un lien plus ou moins obscur, plus ou moins serré. C'est ce lien, arthritis ou arthritisme que nous cherchons à bien établir pour toutes. Il est beaucoup plus compréhensif; nous l'avons déjà dit. Mais pour les besoins de la démonstration nous devons choisir d'abord, entre toutes les manifestations de la maladie, celles où le processus morbide atteint son plein effet, sa période ultime. Ce sont, à part la goutte où les périodes aigues s'accompagnent déjà de dépôts cristallins (1), des affections ou des lésions chroniques, invétérées. Nous suivons en quelque sorte la marche de la maladie à rebours. Peu importe; on ne peut réellement juger de l'arbre que par ses fruits, si les autres caractères de forme, de racine, de tige ou de feuilles, peuvent déjà faire présumer son espèce.

(1) Pour M. Charcot, la goutte est une maladie essentiellement chronique et qui ne peut jamais être aiguë tout en ayant des phases diverses (*Loc. cit.*, p. 41).

MM. Jaccoud et Labadie-Lagrave émettent la même opinion.

Ceci posé, et en nous appuyant seulement sur les lésions anatomiques et leur coïncidence chez un même individu ou des individus de même famille, voyons quels sont les rapports qui relient entre elles ces diverses affections.

Les affinités entre la goutte et le rhumatisme osseux, nous occuperont tout d'abord, et nous ne pourrons mieux commencer l'étude de ces affinités qu'en rapportant ici les considérations intéressantes développées par M. Ferréol à propos de l'autopsie de deux goutteux dont il a relaté les observations dans l'*Union médicale* (1869, t. I, pages 827 et 838) :

« Tels sont les deux faits que j'ai observés.

» Sans insister sur les points de détail qui peuvent » en ressortir, tels que celui de la pneumonie goutteuse » en particulier pour le premier malade, j'arrive sur » le champ à la question plus difficile et plus délicate » qui s'impose immédiatement après l'examen de ces » faits.

» Ces deux malades présentaient, à des degrès diffé- » rents, les deux genres de lésions qui caractérisent » anatomiquement, l'une la goutte, l'autre le rhuma- » tisme chronique.

» Dans le premier cas, l'existence des stalactites » osseuses au voisinage des articulations, et surtout » les grandes déformations caractéristiques du rhuma- » tisme chronique progressif, et qui ne se rencontrent » pas d'ordinaire dans la goutte, auraient pu causer

» quelque embarras de diagnostic si le malade n'avait
» pour ainsi dire, sué l'urate de soude par tous les
» pores.

» Dans le second cas, le diagnostic était fort sujet à
» contestation : les tophus étaient rares, discutables ;
» et s'il n'y avait pas les grandes déviations du rhuma-
» tisme, les doigts présentaient un aspect noueux tout
» à fait analogue à celui qui constitue cette espèce de
» rhumatisme spécial qu'on a désigné du nom de
» Heberden. Or dans ce cas, à l'autopsie, et sur un
» même doigt, le pouce de la main droite, on constate
» à l'articulation métacarpo-phalangienne les nodosi-
» tés d'Heberden sans urate de soude, avec érosions
» velvétiques des cartilages, tandis qu'on trouve à l'arti-
» culation phalango-phalanginienne des concrétions to-
» phacées très épaisses ; celles-ci incrustent le cartilage
» qui est détruit par endroits et remplacé par du tissu
» osseux, et les tissus fibreux synoviaux sont épaissis,
» vascularisés et chargés d'urate de soude.

» De plus on trouve à un des orteils du pied une dé-
» viation tout à fait analogue au type d'extension du
» rhumatisme chronique, sans dépôt d'urate de soude.

» Ces faits ne sont pas absolument nouveaux ; si-
» gnalés en passant par Garrod à propos de l'ankylose
» qu'on remarque souvent dans la goutte chronique,
» ils l'ont été plus expressément encore par M. Charcot
» qui en cite un exemple remarquable dans les notes
» dont il a accompagné le texte traduit de l'auteur an-

» glais, et qui en a donné une figure excellente qu'il a » reproduite dans son livre sur les maladies des vieil- » lards.

» J'avoue que si ces cas ne sont pas rares, et s'il était » facile comme le dit M. Charcot dans sa note, d'en » multiplier les exemples, ils me paraîtraient avoir une » importance considérable au point de vue des relations » qui peuvent exister entre le rhumatisme et la goutte.

» La tendance actuelle est de séparer complètement » ces deux diathèses ; et les récentes études anatomo- » pathologiques y ont concouru de tout leur pouvoir. » L'école de Chomel et les efforts persistants de M. Ba- » zin pour ressusciter l'arthritisme, n'ont pu l'emporter » jusqu'à présent, et la majorité des médecins paraît » fixée aujourd'hui dans le sens de la séparation abso- » lue et complète telle que la professait Trousseau.

» Si pourtant, aux difficultés cliniques qu'on éprouve » souvent à différencier l'une de l'autre les deux dia- » thèses sur le vivant, tant dans leurs manifestations » articulaires que dans leurs manifestations viscérales ; » si, à cette considération qu'on les voit souvent se » mélanger dans les races et dans l'hérédité, vient s'a- » jouter encore cette considération importante qu'on » les trouve mélangées de même assez souvent chez le » même individu, et cela sur la table d'autopsie, il me » paraît difficile de ne pas en conclure que les deux » diathèses sont plus voisines l'une de l'autre qu'on n'a » pas voulu l'admettre dans ces derniers temps. Sans

» aller jusqu'à l'identité, ne pourrait-on du moins ac-
» cepter qu'elles constituent deux branches distinctes
» émanant d'une même souche? C'est la conclusion à
» laquelle se rattachent aujourd'hui beaucoup de méde-
» cins parmi lesquels je citerai mon maître et ami
» M. Gueneau de Mussy; et il me semble que M. Char-
» cot n'est pas éloigné de ceux-là.

» Les partisans de l'opinion opposée ne manqueront
» pas de dire que les lésions du rhumatisme chronique
» n'ont rien de spécifique; que ce sont celles de l'in-
» flammation en général; que la goutte étant une mala-
» die inflammatoire, il n'y a rien d'étonnant à ce que,
» à côté des dépôts d'urate de soude, on trouve des
» lésions inflammatoires: que les grandes déforma-
» tions en particulier, signalées dans le rhumatisme
» chronique sont le fait de la rétraction des tendons,
» et du spasme musculaire: et qu'on les trouve dans
» une foule de cas où il n'y a pas de rhumatisme, dans
» la paralysie agitante, dans certaines lésions cérébra-
» les, telles que l'atrophie, l'hémiplégie ancienne etc.

» Ces objections ne me paraissent pas sans réplique.

» Laissons d'abord de côté, pour ne pas compliquer
» la question, la paralysie agitante, l'hémorrhagie céré-
» brale, le ramollissement et les autres lésions cérébra-
» les; cela me paraît d'autant plus juste qu'il n'est pas
» impossible que toutes ces affections soient elles-mê-
» mes, fort souvent, dans un certain rapport, avec la
» diathèse rhumatismale.

» Mais en disant que les lésions du rhumatisme chro-
» nique n'ont rien de spécifique, de caractéristique, si
» le mot de spécificité déplaît ici, on oublie un peu ce
» me semble, les tendances et les arguments de l'école
» anatomo-pathologique, lorsqu'elle a insisté sur la
» nature des lésions pour creuser plus profondément
» le sillon séparatif de la goutte et du rhumatisme.

» D'ailleurs, si l'argumentation a encore une certaine
» force contre l'observation première où les deux espè-
» ces de lésions se rencontrent à la fois sur les mêmes
» articulations, elle n'en a plus contre l'observation
» deuxième, où les lésions siègent précisément sur des
» articulations différentes ; et c'est en cela que cette
» observation me paraît d'un haut intérêt.

» Comment expliquer que la goutte ait pu incruster
» d'urate de soude une des articulations du pouce droit
» et développer dans l'autre articulation de ce même
» doigt des lésions inflammatoires, alors que dans cette
» dernière, il n'y avait pas de dépôts tophacés? Com-
» ment expliquer que la même opposition se rencontre
» au pied droit entre le gros orteil qui est essentielle-
» ment goutteux, et le second orteil qui est déformé
» comme celui des rhumatisants et qui ne renferme
» pas d'urate de soude ? Si le propre de l'inflammation
» goutteuse est de suivre ou de précéder les dépôts du
» sel dans les tissus fibreux et cartilagineux, quelle est
» donc la disposition générale qui a produit dans les
» articulations des lésions identiques à celles du rhu-

» matisme chronique sans y déposer de matière topha-
» cée? La goutte agissant à distance ainsi, pour pro-
» duire des lésions purement inflammatoires, sans
» dépôts uratés, ne ressemble-t-elle pas singulièrement
» au rhumatisme? Et n'est-ce pas là un argument bien
» fort en faveur de ceux qui croient à l'étroite parenté
» qui unit entre elles les deux diathèses qui seraient
» non pas identiques mais de la même famille?

» Cette façon d'interpréter les phénomènes morbides
» prend encore de l'autorité si l'on fait attention à deux
» faits d'observation que je relève dans Garrod et dans
» M. Charcot.

» Ce dernier dit que dans les cas où il a eu l'occasion
» de constater sur le même sujet des nodosités d'He-
» berden et des lésions goutteuses, ce sont les nodosi-
» tés qu'il a vues se développer les premières.

» Je dois dire que pour ma part, j'ai vu récemment
» un malade en ville qui a une dyspepsie chronique,
» des vertiges et des nodosités digitales, sans qu'il y
» ait eu encore d'accès de goutte ; mais il a une concré-
» tion tophacée en voie de formation sur chacune des
» deux oreilles.

» La conclusion est facile à en tirer.

» Enfin Garrod admet que la goutte ne se développe
» jamais sous l'influence de l'hérédité seule, et sans
» que le sujet ait eu le genre de vie (sédentarité et
» alimentation spéciale) qui est pour lui la cause véri-
» tablement déterminante de l'explosion de la goutte,

» l'hérédité ne jouant alors qu'un rôle de prédisposition.

» S'il en est ainsi, la goutte ne serait à proprement » parler qu'une manière d'être du rhumatisme. On naî- » trait rhumatisant, mais on deviendrait goutteux ; et » alors il serait facile d'expliquer la réunion des deux » diathèses, l'une toujours acquise en quelque propor- » tion, l'autre souvent exclusivement héréditaire. Cer- » tains goutteux seraient alors des rhumatisants ayant » eu un genre de vie spécial, et il y aurait lieu, au » moins pour ceux-là, de restaurer la vieille déno- » mination de rhumatisme goutteux contre laquelle on » s'est si fort élevé.

» Sans aller aussi loin que cette dernière conclusion » qui irait presque à l'identité, je crois que si les faits » pareils à ceux dont j'ai pu observer deux cas en quinze » jours se multipliaient, la doctrine de la séparation » absolue me paraîtrait fort compromise. »

Quelle est maintenant l'opinion des autres auteurs? nous citerons textuellement :

M. le professeur Charcot (1): « Il est d'ailleurs certain » qu'une relation qui peut se démontrer de plusieurs » manières, relie le rhumatisme à la goutte.

» On les voit coexister quelquefois chez le même sujet » qui présente à la fois les lésions de la goutte et celles » du rhumatisme articulaire chronique.

» D'autres fois le rhumatisme articulaire aigu se

(1) *Leçons sur les maladies des vieillards et les maladies chroniques*, 1887, p. 231.

» manifeste chez un malade pendant la jeunesse ; puis » la goutte se développe à l'âge d'élection. » Est-ce là » ce qui a fait dire à Juncker : « rhumatismus arthriti- » dem ordine antecedit » (1). « Les uns voient là une » transformation, les autres une succession.

» Enfin la relation peut s'établir par voie d'hérédité. » Le rhumatisme articulaire aigu est fréquent chez les » enfants issus de parents goutteux. Les enfants des » rhumatisants deviennent souvent goutteux. Enfin » l'hérédité peut se manifester par voie collatérale. J'ai » vu moi-même le rhumatisme noueux chez une femme » dont le frère était goutteux.

» Ces relations, en apparence intimes, prouvent-elles » l'identité de ces deux affections? Non certes ; tout au » plus admettons-nous qu'il existe une base commune, » un fond commun, une prédisposition articulaire, un » état arthritique, d'où l'une et l'autre tirent leur ori- » gine ».

De même, pour les nodosités d'Heberden, M. Charcot signale leur coïncidence avec l'asthme, la migraine, les névralgies, le rhumatisme musculaire et la goutte.

M. Besnier (2) : « Ce que l'on pourrait appeler la dis- » position arthritique, dans son idée la plus compré- » hensive apparaît ici (rhumatisme chronique) dans » toute son étendue par la multiplicité des formes

(1) Et à M. Ferréol : on naitrait rhumatisant, mais on deviendrait goutteux.

(2) *Loc. cit.* p. 662.

» qui peuvent émaner des ascendants. Le goutteux » comme le rhumatisant peut procréer indistinctement » des rhumatisants et des goutteux qui suivant les cir» constances de la vie ou quelques conditions particu» lières présenteront l'une quelconque des formes de » la maladie rhumatismale ou celles de la maladie gout» teuse. C'est là surtout où se retrouve vraie la compa» raison de M. Pidoux qui réunit à leur racine le rhu» matisme et la goutte, ainsi que ne peuvent le » contester les partissans les plus déclarés de la sépa» ration absolue des deux affections ; mais à la condi» tion d'ajouter immédiatement que la réunion cesse » aussitôt les troncs constitués et que chacun de ceux» ci porte des fruits appartenant à une même famille, » mais dont les espèces restent toujours distinctes ».

Un peu plus loin (1) pourtant M. Besnier nous apporte lui-même la preuve que ces espèces ne restent pas toujours distinctes : « on trouve quelque fois réunies dans » une même articulation, les lésions de la goutte (infil» tration uratique du cartilage) et les altérations du » cartilage propres au rhumatisme chronique ».

M. Rendu énonce les mêmes opinions à peu de chose près (2).

M. Gueneau de Mussy reconnaît également les connexions de la goutte et du rhumatisme, mais pour lui, arthritis et goutte ne font qu'un :

(1) P. 670.
(2) *Diction. encycl.* — Art. goutte, p. 153.

« Le rhumatisme (aigu ou chronique) est un état » morbide accidentel provoqué par l'impression offen- » sive des agents extérieurs ; les races goutteuses y sont » particulièrement prédisposées ; cette prédisposition » et la loi d'habitude peuvent expliquer les apparences » diathésiques que revêtent les affections rhumatisma- » les. On comprend ainsi la fréquente alternance de la » goutte et du rhumatisme dans les mêmes races où » ces deux affections peuvent quelquefois se combiner et » devenir les coefficients de certaines formes mix- » tes. »

Cette opinion de M. Gueneau de Mussy ménage la transition avec celle du docteur Lécorché. Pour notre cher Maître, le chapitre des rapports entre la goutte et le rhumatisme pourrait être beaucoup mieux intitulé : chapitre de leurs différences. Tout est séparé, aussi bien la goutte du rhumatisme, que les diverses formes du rhumatisme entre elles. M. Lécorché néglige les ressemblances, les affinités admises par presque tous les auteurs, ou plutôt il ne les voit pas. Il est bien obligé cependant d'admettre la coexistence des lésions d'arthrite sèche et de goutte, la coïncidence sur le même malade, sur la même articulation, des bourrelets et végétations osseuses péri-articulaires et de l'incrustation uratique des surfaces et des ligaments de la jointure. Il explique ces coïncidences en admettant que les lésions de l'arthrite sèche peuvent être la conséquence du dépôt d'urate de soude aussi bien que de la *modifi-*

cation intime, quelle qu'elle soit, qui préside au développement du rhumatisme chronique. Plus loin pourtant, nous verrons que M. Lécorché admet aussi pour la goutte une *modification intime* (1) cause première de la production exagérée d'acide urique et d'urates. Nous disons, nous, que cette modification intime, préside aussi bien à la genèse des formations osseuses que des dépôts uratiques, formations et dépôts existant aussi bien chez des sujets de même famille, de même race que réunies chez un même sujet, sur une même articulation ou des articulations différentes. Ces derniers faits ne constituent que des exceptions, dira-t-on ? La rareté des autopsies de goutteux ne permettant pas de statistique spéciale, il est impossible d'être fixé sur leur fréquence absolue, mais n'eussions-nous affaire en effet qu'à des exceptions, il est impossible de n'en pas tenir compte et c'est une des pierres de touche de la bonté d'une théorie que son adaptation facile et raisonnée à tous les faits quels qu'ils soient, exceptionnels ou fréquents.

Or notre théorie de l'arthritis considérée dans sa plus simple expression et uniquement dans ses rapports avec les faits anatomiques dont nous parlons (2) con-

(1) La goutte est due tout entière à une suractivité des cellules organiques (agissant à la façon de ferments). *Traité de la goutte*, p. 526.

(2) Nous aurons à la développer par la suite à mesure que nous aurons à nous occuper des diverses lésions ou symptômes de l'arthritis et à la formuler sous forme de conclusions placées à la fin de ce travail, conclusions auxquelles on peut dès maintenant se reporter.

siste dans l'existence présumée d'un microbe, point d'appel de dépôts calcaires ou cristallins peu solubles, dans les points où il se fixe ; la composition chimique du dépôt variant suivant le milieu et les conditions d'existence qu'y trouve ce microbe ; ce milieu pouvant lui-même être variable suivant les individus et les diverses parties de leur organisme, et pouvant imprimer à son tour au microbe des variations d'ordre physiologique. (Voir 1°, 2°, 7° et 10°, p. 25 et suiv.)

Ces prémisses une fois posées, on comprend qu'un même micro-organisme, caractéristique d'une maladie constitutionnelle, puisse produire chez tel sujet des dépôts uratiques ; chez tel autre des dépôts calcaires, chez un 3e un mélange des uns et des autres sur des articulations différentes, voire dans une même articulation. Variation de composition du milieu et variation d'activité physiologique du microbe, telles seraient les principales raisons de ces différences dans la composition chimique du dépôt. L'unité de la cause persiste et se trouve d'accord avec les observations cliniques et anatomiques précitées.

Mais ce sont ces dernières seulement qui nous occupent actuellement, et c'est en elles que réside une des principales objections qu'on nous peut faire.

La voici : ce qui ressort de l'étude des lésions produites dans les articulations par la goutte et le rhumatisme chronique osseux, c'est, d'une part l'infiltration uratique des cartilages et des autres parties de l'articulation sous forme de dépôts cristallins, d'autre part, la production de tissu osseux nouveau dans les cartilages et les parties avoisinantes. Il est donc impossible de comparer les deux processus : simple dépôt d'un côté, néoformation de l'autre.

L'objection est sérieuse et c'est un des points qui nous ont arrêté le plus longtemps. Nous croyons cependant pouvoir donner de ces différences une explication toute naturelle, mais pour y arriver, il est nécessaire de pénétrer dans les détails histologiques des lésions, de les comparer un à un dans les deux affections, rhumatisme et goutte.

C'est dans les cartilages surtout que les deux processus ont été bien étudiés.

Commençons par examiner ce qui se passe dans le rhumatisme déformant :

D'après M. le professeur Charcot et les auteurs qui l'ont précédé et dont il résume les recherches, on se trouve pour ce qui touche aux altérations du cartilage diarthrodial en présence de deux faits : le premier est la *prolifération* des cellules et la formation des capsules secondaires ; le second est la *segmentation* de la substance fondamentale. Elle se divise en fibrilles qui deviennent libres par l'extrémité qui répond à la cavité articulaire. A la surface du cartilage la segmentation a pour effet de livrer passage aux capsules qui s'ouvrent dans la cavité articulaire pour y verser leur contenu. Dans les parties profondes, la prolifération des cellules aboutit à la formation d'une couche osseuse nouvelle. Les capsules mères s'infiltrent de sels calcaires et s'ouvrent dans les espaces médullaires superficiels ; les cellules qu'elles contiennent deviennent des cellules embryonnaires de la moelle et c'est à leurs dépens que se forme le nouveau tissu osseux. C'est ainsi que se produit l'éburnation de la surface. Quant aux ecchondroses et aux végétations ostéophitiques péri-articulaires, leur production d'après M. Ranvier, serait due à ce que le cartilage diarthrodial est recouvert à sa périphérie par la membrane synoviale. Cette disposition s'opposerait à ce que les capsules viennent s'ouvrir dans la cavité articulaire pour y verser leur contenu. Elles continueraient alors à proliférer sur place et détermineraient ainsi la formation de ces bourrelets d'abord cartilagineux, plus tard osseux, qu'on rencontre à cet endroit.

Voyons maintenant les altérations du cartilage dans la goutte ; ici les auteurs ne sont plus tout à fait d'accord sur les modifications produites et sur leur succession. M. Charcot (1) ne constate qu'une altération, l'infiltration uratique ; pour lui, il n'y a ni segmentation de la substance fondamentale, ni prolifération des cellules qui reprendraient leur aspect normal quand on traite le cartilage par l'acide acétique dissolvant de l'urate de soude.

(1) *Loc. cit.*

MM. Cornil et Ranvier (1) admettent deux phases : la première consistant dans l'infiltration uratique simple, la deuxième en une irritation secondaire du cartilage et la production d'ecchondroses analogues à celles de l'arthrite déformante quoique plus petites.

L'irritation du cartilage est caractérisée par une *prolifération* des cellules avec agrandissement des cellules primitives qui forment des boyaux entre lesquels la substance fondamentale est devenue transparente et s'est segmentée. Cette *segmentation* disent MM. Cornil et Ranvier n'aboutit pas à la *transformation velvétique* parce que la couche superficielle du cartilage infiltrée et devenue inerte ne permet pas aux capsules agrandies de venir s'ouvrir dans la cavité articulaire.

Plus loin ces deux auteurs ajoutent que « ces deux » phases ne sont pas aussi tranchées que pourrait le » faire supposer la description précédente. Le dépôt » uratique peut se produire dans des cartilages en pro» lifération ; car des capsules primitives contenant un » grand nombre de capsules secondaires, indiquant » bien sûrement une irritation formative ou bien de » grandes capsules ayant une signification analogue, » peuvent contenir des cristaux d'urate de soude. »

Ceci nous conduit à l'exposé des recherches d'Ebstein, le dernier en date des auteurs qui ont étudié ces lésions (1882), cité par M. Lécorché (*loc. cit.*, p. 91). Ebstein est allé plus loin que MM. Cornil et Ranvier. Se

(1) *Manuel d'histologie pathologique.*

servant de procédés spéciaux, il a toujours constaté l'existence de foyers nécrobiotiques dans la substance cartilagineuse, siège de l'infiltration uratique. A ce niveau on ne constate plus la texture normale et hyaline du cartilage sain ; elle est remplacée par une substance homogène au milieu de laquelle on distingue quelques petits corpuscules ronds de 9 à 12 millièmes de millimètre, rappelant l'aspect des cellules cartilagineuses. La substance fondamentale du cartilage a revêtu un aspect fasciculé ou granulé.

Dans les parties où le tissu cartilagineux a perdu sa structure, on constate une tendance à la destruction, caractérisée par la présence de lacunes, de petites cavités disséminées d'une manière irrégulière. C'est là ce qu'Ebstein appelle des foyers de nécrobiose et c'est dans ces points, suivant lui, que s'est fait le dépôt d'urate.

En examinant des régions où l'altération est moins avancée, on voit que les chondroplastes ont perdu une partie de leur vitalité. Les noyaux des cellules ne se colorent plus ; les cellules seules prennent une teinte jaune foncée.

Enfin au pourtour des foyers nécrobiotiques, on aperçoit des cellules en voie de prolifération, ce qui constitue déjà d'après Cornil et Ranvier la deuxième phase du processus, deuxième phase indiquée plus haut, caractérisée par la prolifération des cellules et la segmentation de la substance fondamentale et pouvant comme le disent ces auteurs se confondre avec la première.

On peut voir d'après cet exposé que les lésions cartilagineuses de la goutte ressemblent singulièrement à celles du rhumatisme déformant, à quelques différences près et ressemblent aussi aux modifications qui se produisent dans un cartilage à la période qui précède l'ossification.

M. Lécorché appréciant les recherches d'Ebstein, dit que c'est là un fait du plus haut intérêt qui *assimile le processus goutteux primitif au processus de calcification* (1).

M. Lancereaux fait également remarquer que le processus fondamental de l'infiltration uratique est tout à fait comparable à celui de la calciose (2).

Pourquoi donc cette calcification et l'ossification qui en est la suite dans les tissus ostéogènes comme le cartilage se produit-elle dans un cas et non dans l'autre? Cela tient à ce que dans le rhumatisme il y a tendance à la formation d'un dépôt de sels calcaires, excitant physiologique normal de l'ostéogénèse et partie constituante des os, tandis que dans la goutte le dépôt consiste en urates nuisibles à la vitalité des chondroplastes et du tissu cartilagineux comme le démontrent les recherches d'Ebstein citées plus haut.

Et à ce propos nous pouvons ajouter qu'il est malaisé

(1) Lécorché (*loc. cit.*, p. 91).
(2) *Anat. path.* T.-I, p. 501.

de comprendre l'action des urates déterminant en même temps une diminution de vitalité dans certains points et dans d'autres une augmentation de cette vitalité caractérisée par la prolifération des cellules.

Pour nous, la prolifération des cellules et la segmentation de la substance hyaline qui en est la suite, sont causées par la présence dans le cartilage du microbe spécifique de l'arthritis (Voir 15°, p. 31). Ce microbe est un centre d'appel pour les sels uratiques ou calcaires suivant des conditions variables énoncées plus haut, et selon la nature de ces sels, il se produit de simples dépôts uratiques ou des formations osseuses nouvelles. Dans ce dernier cas, l'économie utilise à son profit les matériaux engendrés ou collectés par son parasite... *sic vos, non vobis...*

Ces différences dans la nature chimique du dépôt suffisent également à expliquer les différences secondaires qui existent dans les lésions anatomiques des articulations rhumatisées ou goutteuses.

Dans la goutte, le dépôt uratique se fait rapidement et met obstacle à l'irritation proliférative toujours moins accusée et se continuant seulement sur les points les moins envahis par le dépôt.

Dans le rhumatisme, l'arrivée des sels calcaires semble plus pénible, plus tardive, comme le prouve du reste la comparaison des formes aiguës des deux affections et la prolifération des cellules a le temps de s'étendre, de se développer avec ses conséquences.

Simple interprétation, nous dira-t-on? Certainement, mais nous ne sommes pas le seul à interpréter. La justesse de notre manière de voir devra ressortir de l'ensemble de nos développements ultérieurs et des travaux qu'ils sont appelés à provoquer nous l'espérons.

Nous allons passer maintenant à un ordre de faits beaucoup plus faciles à comparer et qui viendront à notre appui d'une manière plus frappante.

CHAPITRE IV

Artério-sclérose. — Affections cardiaques. — Varices simples ou ossifiées. — Phlébites. (Arthritis dans l'appareil cardio-vasculaire.)

« On peut dire que la diathèse arthritique domine la » pathologie des artères comme elle domine la patho- » logie du cœur ». Telle est la conclusion donnée par M. Gueneau de Mussy à ses leçons sur l'athérome artériel.

M. Lancereaux est encore plus affirmatif, car si M. Gueneau de Mussy ne se refuse pas complètement à admettre l'influence de l'alcoolisme, de la syphilis, de l'âge avancé (1), de l'intoxication saturnine sur la production de l'athérome artériel, M. Lancereaux, après avoir discuté ces diverses causes, finit par les écarter et par admettre que l'artério-sclérose « n'est souvent » qu'une manifestation du rhumatisme ou de la

(1) Sur 160 cas d'altérations artérielles, M. G. de Mussy en compte 80 avant 45 ans, juste la moitié. — Les plus jeunes sujets soumis à son observation avaient dix-sept ans. Cette statistique est bonne à rappeler quand on parle banalement d'altération *sénile* des artères. La vieillesse n'est ici qu'une cause d'affaiblissement de la nutrition, comme les intoxications, les maladies, les excès, etc.

goutte ». Il ajoute en terminant qu'il est parfois difficile de rattacher cette affection à une cause connue. Certaines observations qu'il rapporte d'artério-scléreux à l'autopsie desquels on trouve des lésions d'arthrite sèche sans avoir constaté de signes de rhumatisme pendant la vie, sembleraient démontrer que la cause pathogénique encore univoque et seule démontrée pour lui jusqu'à présent peut quelquefois passer inaperçue et expliquer toute cette catégorie d'effets sans cause apparente.

M. Cornil est du même avis que les deux auteurs précédents. Les connexions de l'artério-sclérose avec l'arthritis sont par conséquent des plus évidentes et avec l'arthritis dans toutes ses formes, rhumatisme et goutte aigus ou chroniques, névralgies, asthme, migraines, etc., comme le démontre M. Gueneau de Mussy.

Examinons donc les caractères anatomiques de cette maladie dont l'aboutissant ultime est la transformation calcaire ou athéromateuse des artères.

La disposition des lésions mérite de nous arrêter tout d'abord : Avec un épaississement uniforme des parois artérielles apparaissent de petits foyers peu confluents rappelant assez bien une *éruption variolique* discrète. On a beaucoup discuté sans conclure sur la nature inflammatoire et le mécanisme de ces lésions ; le dispositif particulier en plaques disséminées ne vient-il pas déjà à notre appui lorsque nous soutenons la nature infectieuse de la maladie ? Il est inutile d'insister.

Que se passe-t-il dans ces foyers ainsi disséminés? On y constate d'abord l'existence d'une substance homogène diaphane, espèce de gelée au milieu de laquelle se trouvent des cellules en voie de prolifération. Tel est le premier stade, le seul actif pour M. Lancereaux, stade suivi de la dégénérescence athéromateuse ou calcaire résultant pour le même auteur du manque de matériaux nécessaires à la nutrition du néoplasme. Cette explication, soit dit en passant, peut paraître au moins hypothétique.

Quoi qu'il en soit, le foyer athéromateux, une fois constitué, est composé d'une sorte de mastic ou bouillie très épaisse à reflets brillants, composée de granulations graisseuses libres, d'amas de myéline, de margarine, de cristaux de cholestérine ayant la forme de tablettes rhomboïdales.

La transformation calcaire est caractérisée par le dépôt et l'incrustation de sels calcaires dans les divers éléments du premier stade.

« Dans l'endartérite d'ailleurs, dit M. Lancereaux, » plaques calcaires et bouillie athéromateuse coexistent » fréquemment, cette dernière formant une couche » plus ou moins épaisse sous les premières. » Et M. Gueneau de Mussy :

« Ces différentes lésions (dépôts gélatiniformes, car- » tilaginiformes, athéromateux, ostéiformes) peuvent » être regardées comme des phases successives du » même travail morbide. »

Nous retrouvons encore ici les dépôts d'ordre chimique différent, comme dans la goutte et le rhumatisme : sels de chaux, cristaux de cholestérine et même cristaux d'acide urique constatés par divers observateurs dans les concrétions de l'aorte ou de la valvule mitrale.

Nous nous sommes déjà expliqué (pages 32 et 45) sur les causes probables de ces différences.

Qu'on nous permette de noter à ce propos l'existence dans les foyers athéromateux de la cholestérine, substance que nous retrouverons dans la lithiase biliaire dont les connexions avec l'arthritis ont été aussi bien établies, et dans l'hématologie du rhumatisme articulaire aigu. Quelles sont maintenant les explications qui ont été données sur la genèse de ces lésions :

Pour Lobstein c'est un trouble de nutrition, ce qui n'explique rien ;

Pour M. Andral une altération primitive du sang ;

Pour M. Virchow une inflammation ou une influence morbide constitutionnelle.

MM. Gueneau de Mussy et Lancereaux, reproduisant toutes ces opinions et ne les trouvant pas suffisamment fondées, concluent à peu près de la même facon ou plutôt ne concluent pas et laissent le problème irrésolu :

« Cette question, dit M. Lancereaux, est encore l'une » de celles sur lesquelles on est le moins d'accord ; aussi, » dans l'étude que nous allons en faire, avons-nous l'in- » tention de ne pas sortir du domaine des faits ».

Nous sommes donc autorisé à donner une nouvelle explication qui a l'avantage de faire saisir admirablement les rapports bien établis, mais moins bien expliqués de l'arthritis avec l'artério-sclérose.

Pour nous, ces altérations artérielles, susceptibles d'envahir complètement les parois, mais disposées d'abord sous forme de plaques, de pustules analogues à celles d'une fièvre éruptive, sont le résultat de la présence d'un microbe spécifique dans l'épaisseur ou à la surface de la tunique interne des vaisseaux ; il y détermine, comme ailleurs, d'abord une prolifération des cellules et un exsudat, puis devient un centre d'appel pour les substances cristallines ou calcaires dont il a besoin. Cet appel se fait d'une manière active selon nous. Pour le prouver nous rappellerons d'abord que les lésions, une fois produites, s'étendent sur place, et que, suivant M. Lancereaux, la membrane moyenne se prend, se ramollit peu à peu et participe à la formation athéromateuse. M. Gueneau de Mussy montre également dans le rhumatisme du cœur dont il rapproche l'artério-sclérose, l'organe affecté subir après le choc de la maladie aiguë une modification lente qui transforme les produits du processus inflammatoire et l'action persistante, si latente, du travail morbide. On sait d'ailleurs que les transformations qui se passent dans la matière organique nécrosée sont généralement le fait de micro-organismes et non de simples combinaisons chimiques comme on semble l'admettre pour les dégénérescences.

Enfin, au moment même où nous étudions cette question, M. le Professeur G. Sée dans une de ses leçons cliniques (*Un. méd.* 20 nov. 1888) nous apporte l'autorité de sa parole et de son esprit, si sagace et si prompt à démêler dans les idées nouvelles la part probable de vérité qu'elles peuvent renfermer. Pour lui, l'*artérite* et l'*endocardite* sont plutôt l'*artérie* et l'*endocardie* comme la *diphtérite* est maintenant la *diphtérie*, et, comme cette dernière, elles sont microbiennes.

En somme, il s'agit ici d'une affection dont les connexions sont évidentes aussi bien avec le rhumatisme qu'avec la goutte, dans laquelle la succession des lésions peut être attribuée avec vraisemblance au même mécanisme que celui que nous avons invoqué pour ces deux dernières maladies, enfin dans laquelle les produits pathologiques sont de composition chimique analogue ; nous pensons que cette association constitue déjà une forte présomption de réalité pour la théorie que nous soutenons.

La vieille hypothèse des métastases, que des idées doctrinales ont fait répudier, pourrait bien du même coup trouver des défenseurs.

Cette idée des métastases nous ramène aux affections du cœur qui sont certainement de la même nature que l'endartérite avec certaines particularités résultant de la fonction physiologique de l'organe.

Dans le cœur, comme dans les artères, on voit les dépôts athéromateux et calcaires, les coagula-fibrineux sur la formation desquels nous devons également insister. La coagulation de la fibrine a été attribuée à l'altération préalable des parois dont l'intégrité est nécessaire au maintien de la fluidité du sang ; il se produit là un phénomène du même genre que celui de la défibrination du sang par le battage. L'explication est plausible et justifiée jusqu'à un certain point par l'expérimentation *in vitro*, mais elle perd toute valeur si on se rapporte aux expériences de Rosenbach (*Arch. f. exp. Pathol.*, 1878. t. 9.) où on voit des déchirures expérimentales des valvules cardiaques rester aussi nettes à l'autopsie que si elles venaient d'être faites et ne pas donner lieu au développement d'une inflammation.

L'anatomie pathologique suffit du reste à démontrer l'inanité de cette explication. On voit bien souvent des ulcérations de l'endocarde ou de l'endartère sans coagulations fibrineuses. D'après M. le professeur Sée (*Bulletin méd.*, 1888, p. 1595). « Divers auteurs et en » particulier Ziégler ont reconnu que les lésions ne » sont nullement inflammatoires ; ce que l'on trouve » au microscope sur les parties végétantes, ce sont des » thromboses et des dépôts de fibrine, sur les parties » ulcérées ce sont des dégénérescences ; sur toutes ces » lésions se rencontrent des colonies de microbes. Dès » lors, s'il se produit des phénomènes inflammatoires, » ils ne sont pas primitifs mais secondaires et sont dus » au développement d'un parasite ; c'est donc une mala- » die microbienne. »

M. Sée signale encore un fait de la plus haute importance : « Si, chez le lapin, on injecte des microbes après » avoir irrité les valvules, on a à coup sûr de l'endo- » cardite ulcéreuse ; si on injecte des microbes sans » irriter les valvules, on peut produire une endocardite » verruqueuse ».

On voit donc que c'est à l'action des micro-organismes qu'il faut attribuer surtout les coagula fibrineux.

Or M. G. Sée, rappelant que le rhumatisme est la cause la plus fréquente d'endocardie, dit « qu'il a son » microbe de l'avenir quant aux articulations, il l'a dès » à présent pour l'endocardie rhumatique (1) ».

Si nous rapprochons les coagula fibrineux et la production exagérée de fibrine notée chez les rhumatisants et les goutteux, nous ne pouvons nous empêcher de penser que les deux phénomènes sont sous l'influence du microbe pathogène et sont un des premiers stades de modification de la matière albuminoïde par son action fermentescible. Il n'y a rien d'invraisemblable dans notre hypothèse si on se rappelle que la fibrine est une substance albuminoïde renfermant des phosphates et des sels minéraux (2), susceptible par conséquent de donner par dédoublement les divers composés

(1) M. Bouchard a vu, dans les végétations verruqueuses développées sur la ligne d'occlusion des valvules, des corpuscules extrêmement nombreux, répondant au signalement des monades rhumatiques de Klebs, *loc. cit.*, p. 336.

Cl. Bernard (*Leç. de phys. exp.* 1856, t. II, p. 133, 134) signale également la présence de monades dans le tartre salivaire.

(2) Berthelot. *Chimie organique*, p. 578.

chimiques, acide urique, cholestérine, sels calcaires, etc., existant dans toutes les localisations du micro-organisme présumé.

La production de fibrine, qui peut, du reste, être provoquée par des microbes divers, se fait probablement, suivant nous, au niveau des lésions et se trouve emportée de là dans le sang bien loin d'y préexister. Nous croyons qu'il en est de même pour l'acide urique.

Un des premiers effets de la fixation du microbe est donc la production des végétations fibrineuses. Plus tard, par l'action prolongée quoique latente de ce même microbe, ces végétations se transforment en produits calcaires en passant par des stades intermédiaires où on voit apparaître la myéline, la margarine, la cholestérine, en passant par la période athéromateuse en un mot.

Les autres lésions des valvules et de l'endocarde, perforations, adhérences, etc., n'ont pas à nous occuper et se produisent par des modes divers qui n'ont qu'un intérêt secondaire au point de vue où nous nous plaçons.

Les plaques calcaires ou ossiformes du péricarde et les périodes inflammatoires qui en précèdent la formation peuvent être expliquées par la même théorie. Il en est de même pour les ossifications de la cloison ventriculaire et des parois du cœur constatées par Boerhaave, pour la calcification des colonnes d'un ventricule qui ont été trouvées dures comme des cailloux. Enfin il est certaines affections cardiaques caractérisées par une dégénérescence scléreuse du myocarde que nous aurons à traiter plus loin et qui pour nous reconnaissent la même étiologie quoique le résultat anatomique soit différent (1).

Il est un autre point du système vasculaire moins longuement traité dans ses rapports avec l'arthritis et sur lequel nous avons à présenter quelques considérations, c'est le système veineux. Les varices, les phlébites sont bien connues chez les rhumatisants et les goutteux et ont un chapitre spécial dans les traités de l'une et de l'autre maladie. Cependant il est une forme relativement rare d'altération de ces conduits que nous ne pouvons nous empêcher d'assimiler à l'artérite ossifiante, ce sont les varices ossifiées et les plaques calcaires des veines.

Nous nous rappelons avoir vu plusieurs fois dans les hôpitaux des variqueux dont les jambes donnaient au contact la sensation des arborisations du corail, les veines superficielles étant transformées en tuyaux calcaires enchevêtrés. Quelques recherches, faites à ce sujet, nous permettent de donner les détails suivants dus à Deschamps (*Gazette méd. des hôp.*, 1853).

« Les annales de la science renferment plusieurs exem-
» ples de plaques osseuses trouvées dans les veines. Mar-
» cellus, Walter et Portal citent des faits d'ossification
» des veines. Macartney a découvert des dépôts de ma-
» tière calcaire dans la veine saphène externe : une de ces

(1) Voir notre thèse sur l'*hypertrophie du cœur dans la néphrite interstitielle*. Paris, 1880.

» concrétions de la largeur d'un pouce était située à la » face interne du vaisseau. Les valvules des veines ont » assez souvent des petits points d'incrustation calci- » que. On a vu la veine cave inférieure, près de sa bifur- » cation en iliaques, contenir dans l'épaisseur de ses » membranes une ossification considérable. Deux fois » j'ai observé des concrétions calcaires à l'embouchure » de la veine cave inférieure.

» Béclard a trouvé la veine fémorale d'un vieillard, » ossifiée du côté correspondant à l'artère qui elle- » même était incrustée dans toute sa circonférence et » suivant une grande longueur. »

Nous ferons remarquer qu'ici, comme dans l'endartérite, les lésions affectionnent certains lieux d'élection, au niveau des bifurcations ou de l'embouchure dans les cavités du cœur. Il y a là un point de ressemblance évident. De plus, les mêmes lésions peuvent exister en même temps dans les artères et les veines comme dans l'observation de Béclard. Malheureusement les relations de ces lésions chroniques des veines avec la diathèse arthritique n'ont pas même été soupçonnées que nous sachions et nous ne pouvons que les présumer d'après la fréquence des varices et des phlébites chez les arthritiques. Certains d'entre eux, comme dans un cas qui nous est personnel, offrent une remarquable disposition à ces inflammations veineuses à répétition. Il serait intéressant de s'assurer si les individus affectés de varices ossifiées ont été atteints de phlébites et sont arthritiques à quelque degré (1). Quoi qu'il en soit, nous ne croyons pas forcer l'analogie en réunissant les faits qui précèdent sous un même vocable : L'arthritis dans l'appareil cardio-vasculaire. Toutes ces lésions affectent un caractère essentiellement chronique et sont comparables aux lésions chroniques de la goutte et du rhumatisme osseux. Le dépôt calcaire se fait ici sans donner lieu à l'ossification comme dans les cartilages articulaires ; de plus il se fait aussi bien dans la goutte que dans le rhumatisme, et il est rare de constater la présence de l'acide urique dans l'athérome des goutteux. Nous retrouvons l'influence du milieu intérieur différent non seulement d'un sujet à un autre, mais d'un organe à l'autre chez le même individu et nous avons la démonstration que la même cause spécifique peut produire des effets, différents quant à la nature chimique des produits (2), mais analogues quant au processus intime : ce processus au sujet duquel on a émis diverses hypothèses toutes discutées et démontrées sans fondements suffisants, nous semble bien probablement dû à l'évolution d'un microbe spécial (3).

(1) M. Lécorché signale un cas de Schroder van der Kolk où on a trouvé des dépôts goutteux uratiques dans la paroi des veines.

(2) Voici d'après Landerer, cité par M. Lécorché, la composition d'un dépôt crétacé trouvé sur la face interne de l'aorte chez un goutteux.

Acide urique	14
Phosphate de chaux	62
Carbonate de chaux	16
Carbonate de magnésie	2
Matière animale	6

(3) Voir plus loin aux *Addenda*.

CHAPITRE V

Lithiase biliaire et urinaire. — Calcification des voies biliaires et ses rapports avec l'athérome artériel.

Selon M. le Professeur Bouchard (1) « la notion des » relations de la lithiase biliaire avec d'autres maladies, » et presque exclusivement avec les maladies dites » arthritiques, est connue et a été proclamée par un » grand nombre de cliniciens. Une des premières coïn- » cidences signalées est celle des calculs hépatiques et » des calculs urinaires ».

A plusieurs reprises, M. Bouchard revient sur ces idées ; aussi bien à propos de la lithiase biliaire que de la lithiase urinaire, il fait voir le lien commun, l'hérédité, qui les rattache à l'arthritis « ce qui est héréditaire, ce n'est pas la maladie, c'est la disposition morbide, c'est la diathèse » et il démontre cette hérédité par des tableaux d'observations dont l'évidence ne peut être niée que par ceux qui ne voudraient pas voir.

Ces coïncidences ont été signalées depuis bien longtemps, mais certains auteurs ne les considèrent en effet

(1) *Maladies par ralentissement de la nutrition*, p. 91.

que comme de simples coïncidences, et refusent d'y voir un rapport de cause à effet ; la fréquence des observations les frappe cependant, et quelques-uns comme MM. Barth et Besnier (1) accordent que c'est une question à remettre à l'étude et qu'il reste à fournir une interprétation positive.

M. le Professeur Bouchard dans ses savantes recherches sur la nutrition retardante a déjà montré la façon dont ces troubles divers peuvent être rattachés les uns aux autres. Nous allons essayer à notre tour de traiter la question à un point de vue un peu différent, et en supposant les troubles nutritifs produits par une cause extrinsèque, parasitaire et non par une modification intrinsèque de l'organisme, la série des dédoublements et des réactions si bien étudiés par M. Bouchard pouvant du reste être la même.

La grosse objection des auteurs, qui n'admettent pas les relations dont nous parlons, est la composition chimique différente des calculs urinaires et des calculs biliaires.

« Pour admettre un rapport quelconque entre l'affec-
» tion calculeuse du foie et la diathèse urique, c'est-
» à-dire la goutte, il faudrait que les concrétions biliai-
» res fussent formées d'acide urique ou d'urates comme
» les tophus des articulations (2) ».

Raisonner ainsi, c'est faire de l'acide urique la cause

(1) *Dict. enc.* art. *Voies biliaires*, p. 403.
(2) Barth et Besnier, *loc. cit.*, p. 402.

première, le critérium de la goutte. Or chacun sait que certaines manifestations de la goutte et la goutte articulaire elle-même peuvent ne pas s'accompagner d'un excès dans la production de cet acide. Tout le monde est à peu près d'accord maintenant pour reconnaître une condition pathogénique préexistante à la formation de l'acide urique, cause variable suivant les auteurs : trouble primitif du système nerveux, ralentissement de la nutrition, insuffisance des combustions, etc., pour nous enfin, évolution microbienne.

Le raisonnement ci-dessus pèche donc par la base.

Ne voit-on pas dans l'artério-sclérose, dont nous avons parlé au chapitre précédent, la maladie goutteuse ou rhumatismale déterminer dans la paroi des artères des dépôts de substance calcaire et de cholestérine, et, d'une façon très exceptionnelle, des dépôts uratiques ?

On retrouve d'ailleurs les mêmes différences dans la composition chimique des calculs biliaires ; cholestérine le plus souvent et pour la plus forte part, chaux unie aux matières colorantes de la bile, sels calcaires qui, presque seuls, constituent certaines variétés de calculs.

A côté des influences de stase et d'écoulement difficile du liquide biliaire, on invoque pour expliquer la formation des calculs bien des théories qui ne paraissent pas démontrées et qui ont besoin de s'appuyer sur des réactions chimiques encore moins prouvées et d'ailleurs contradictoires l'une par rapport à l'autre, excès de chaux et augmentation de l'acidité de la bile par exemple.

La cholestérine n'entre dans la bile normale que pour une petite proportion 1.60 à 2.66 pour 1000, et si dans certaines circonstances on constate une augmentation de ce produit dans le sang, il reste à démontrer qu'elle correspond à une augmentation dans la bile.

Les sels de chaux n'y existent qu'en plus petite proportion encore et, ne pouvant préciser dans quelles circonstances ils y apparaissent en plus grande quantité, on est obligé d'invoquer pour cette apparition la production d'un catharre des voies biliaires; mais cette supposition devient problématique quand on voit des concrétions purement biliaires ne pas subir d'incrustation calcaire lors même qu'elles sont retenues dans la vésicule oblitérée et distendue par sa sécrétion propre et atteinte de catarrhe.

Il faut s'en tenir à l'aveu contenu dans les lignes suivantes « se joint-il à cela quelque altération par excès des éléments précipitables de la bile, tels que la cholestérine par exemple, que l'on a considérée comme plus abondante à cet âge par suite du travail de dénutrition sénile des centres nerveux? c'est ce que nous ignorons absolument. La chaux serait-elle comme la cholestérine éliminée en excès et par un processus analogue? *C'est une hypothèse que nous ne pouvons appuyer d'aucun fait* (1).

(1) Barth et Besnier, *loc. cit.*, p. 402.

Toutes les conditions physico-chimiques invoquées ne le sont que sous forme de supposition et, sans vouloir entrer dans une discussion en détail, on peut dire que ce qui domine la pathogénie immédiate de la lithiase biliaire c'est l'obscurité.

On voit bien des calculs composés de substances diverses, cholestérine, sels de chaux ordinaires ou avec acides biliaires, chaux combinée à la matière colorante, mais, quand on veut indiquer la manière dont ces différents corps réagissent les uns sur les autres, on n'a plus affaire qu'à des théories discutables et discutées. Ces théories n'ont plus guère à intervenir du reste quand on voit certains calculs biliaires, adhérents à la paroi muqueuse, composés de carbonate calcaire du côté adhérent et de cholestérine du côté en contact avec la bile.

N'est-il pas plus naturel de conclure à une cause unique provoquant ces dépôts différents suivant la nature des milieux auxquels elle peut les emprunter? L'assertion de notre confrère et ami le Dr Galippe trouve ici sa place; il a constaté la présence de parasites dans les calculs biliaires. De là à admettre la réalité de notre hypothèse personnelle, il n'y a qu'un pas facile à franchir et nous pourrons dire avec vraisemblance que, dans la lithiase biliaire comme dans l'athérome artériel, comme dans la goutte et le rhumatisme déformant, la production des dépôts de sels calcaires ou de substances organiques cristallisables peu solubles est produite par une cause parasitaire. La relation évidente de ces diverses affections avec une entité pathologique généralement admise fait prévoir que le parasite doit être le même pour ces diverses manifestations de la maladie, être spécifique en un mot.

Le passage suivant du *Dictionnaire* de Jaccoud que nous citons textuellement nous apporte une démonstration frappante des rapports étroits qui existent entre la lithiase biliaire et l'athérome artériel :

« La dégénérescence osseuse ou calcaire de l'appareil excréteur de la bile reconnaît presque toujours une origine pathologique. On sait qu'en général les conduits pourvus d'une membrane muqueuse subissent moins facilement que les vaisseaux la transformation calcaire dite sénile ou physiologique. La plupart des observations d'ossification des voies biliaires mentionnent en effet, dans ces organes, des traces d'anciennes phlegmasies, entretenues habituellement par des calculs. La 52ᵉ observation d'Andral signale à la fois l'inflammation de la vésicule, des concrétions osseuses dans ses parois et un développement inusité des fibres musculaires. Dans un cas où il y avait des lésions très complexes de l'appareil biliaire, Fabre dit que la vésicule du fiel ne cédait que très difficilement à une pression très forte ; sa surface interne très inégale ressemblait exactement à celle des *artères ossifiées des vieillards* ; ses parois avaient plus d'une ligne d'épaisseur; elles présentaient des plaques osseuses et cartilagineuses. Topinard a montré à la Société anatomique une vésicule biliaire ossifiée dont les parois offraient 5 millimètres d'épaisseur, et qui fut trouvée chez une femme morte de gangrène sénile, c'est-à-dire dont les artères présentent une altération de même nature.

. . . .

. . . .

» La nature de cette ossification n'a été bien précisée par aucun des observateurs qui l'ont constatée ; les mots *ossification et concrétion calcaire* sont employés indifféremment par eux. Il est probable que les deux formes existent ici comme dans les vaisseaux. Pour compléter l'analogie, il suffit de rappeler que les dégénérescences graisseuse et athéromateuse ont également été observées dans les parois des conduits biliaires et de la vésicule (VIRCHOW et BOETTCHER cités par FRERICHS) ».

La coïncidence de la lithiase biliaire avec la transformation calcaire de la vésicule, et de cette transformation calcaire avec l'athérome artériel chez un même sujet n'est-elle pas la meilleure preuve de la tendance spéciale des arthritiques à la formation des produits organiques ou minéraux cristallisables dans les organes : et si l'action parasitaire a pu être invoquée et démontrée microscopiquement pour la production d'un de ces produits, n'est-on pas autorisé à rattacher la production des autres à une cause identique ?

Il est un ordre de preuves que nous pouvons invoquer également à l'appui de notre manière de voir, c'est celui qui est tiré du traitement.

L'essence de térébenthine qui entre dans la composition du remède de Durande est un parasiticide et, si on ne peut pas admettre son action dissolvante tout en constatant ses bons effets sur la désagrégation des calculs, n'est-il pas possible de se rendre compte de son efficacité par son action anti-parasitaire? De minimes quantités emportées par la circulation peuvent suffire à détruire les microbes, cause de l'agrégat calculeux, et amener ainsi la désintégration des calculs. L'essence de térébenthine est du reste également employée à l'intérieur contre d'autres manifestations de l'arthritis, les névralgies par exemple ou le lumbago. Est-il déraisonnable de penser que là aussi elle agit comme antiseptique?

Enfin les alcalins, remède par excellence de la lithiase biliaire et urinaire, sont aussi un des remèdes utilisés contre le rhumatisme et la goutte.

Même cause, même traitement.

La lithiase urinaire est justiciable du même raisonnement. On y constate également la présence d'éléments chimiques divers, analogues à ceux qu'on rencontre dans la goutte, l'athérome artériel, la lithiase biliaire (1); différentes théories sont également émises au

(1) M. Berger a extrait de la vessie des calculs dans lesquels on a trouvé de la cholestérine (*Soc. de Chirurgie*, 17 oct. 1888). Gutterboch en a signalé également.

sujet de leur formation. Les auteurs avouent du reste que la « genèse des concrétions urinaires est obscure (1) ».

Quelques-uns (Marcet, Schérer) pensent que les concrétions rénales sont dues au développement d'une fermentation acide ou alcaline analogue à celle qui se produit dans l'urine émise au dehors ; pour une catégorie plus restreinte, les calculs de phosphate ammoniaco-magnésien, cette même explication est généralement admise (2).

Enfin le Dr Galippe a fait, pour les divers calculs urinaires, urates, phosphates, oxalates, etc., les mêmes constatations microscopiques que pour les calculs biliaires.

On nous dispensera d'insister, et nous croyons en avoir dit assez pour faire comprendre nos idées, sinon pour les avoir fait partager ; nous espérons que ce sera en tout cas un motif suffisant pour qu'on en tienne compte dans les travaux subséquents. Notre conviction est qu'elles y trouveront leur confirmation.

(1) Lancereaux. *Dict. encyc.* art. *Rein*, p. 283.

(2) Les micro-organismes que produisent cette fermentation spéciale ne sont sans doute pas les mêmes que celui que nous avons à rechercher : les faits n'en sont pas moins comparables.

CHAPITRE VI

Arthrite alvéolaire symptomatique ou infectieuse (gingivite expulsive).

C'est surtout pour la maladie dont nous allons nous occuper dans ce chapitre, qu'il est facile de voir le travail progressif effectué petit à petit dans l'esprit des médecins, sous l'influence des doctrines microbiennes et des études histologiques.

Cette influence se traduit dans la terminologie variée qui lui a été appliquée et qui paraît s'être enfin fixée dans ces tout derniers temps : Pyorrhée alvéolaire, gingivite expulsive, péridentite expulsive, ostéo-périostite alvéolo-dentaire, gingivite arthro-dentaire infectieuse, enfin arthrite alvéolaire symptomatique et arthrite alvéolaire infectieuse.

Ces deux dernières appellations significatives ont été généralement admises à la suite d'une discussion à la Société de stomatologie (1), discussion instructive qu'il nous faudrait rapporter tout entière.

Depuis longtemps on avait signalé les rapports de la gingivite expulsive avec différents états dyscrasiques,

(1) *Journ. des con. méd. prat.* 1889, p. 22.

diabète, albuminurie, goutte ; on savait que les hémorrhoïdaires, les dyspeptiques, les constipés y sont très sujets, tous gens chez lesquels ces infirmités ne sont probablement que des manifestations de l'arthritis.

Entre autres auteurs, M. Magitot affirme que « les goutteux, les arthritiques, les rhumatisants la présentent souvent (1) ». L'influence de la ménopause, de la menstruation, de la grossesse, d'une vie sédentaire est également signalée par lui, et chacun sait que ces conditions, causes banales de dépression, sont bien souvent aussi celles qui provoquent l'apparition du rhumatisme, de la goutte ou de la lithiase biliaire et urinaire.

Nous ajouterons que, depuis que notre attention est fixée sur ce sujet, les cas sont très nombreux d'arthritiques avérés chez lesquels nous avons observé l'existence de l'ostéo-périostite alvéolaire. Nous n'avons pas encore constaté l'existence de cette maladie chez des sujets qui fussent complètement indemnes du vice arthritique. Tous les arthritiques ne la présentent pas du reste, mais ceci n'infirme en rien notre raisonnement.

Nous avons vu à deux reprises, chez une personne de notre famille, une poussée aiguë d'arthrite alvéolaire précéder immédiatement une attaque de goutte et en être la première manifestation.

Nous avons constaté sur nous-même, sous l'influence de changements de température ou de fatigues par exemple, une aggravation simultanée de la maladie de

(1) *Dict. encyc.* art. *Dent.*, p. 291.

l'articulation alvéolaire et d'une dyspepsie arthritique dont nous sommes atteint depuis longtemps.

L'influence d'un vice constitutionnel peut être démontrée également par l'hérédité.

M. Magitot rapporte que des individus ont présenté cette maladie pendant deux ou trois générations et dans des conditions analogues d'âge et de constitution. Dans ma famille, famille d'arthritiques, nous en avons été presque tous affectés à des degrés divers.

Enfin, dans la discussion à la Société de stomatologie dont nous avons parlé plus haut, voici ce que dit M. Magitot :

« Pourquoi, maintenant, cet adjectif de symptoma-
» tique? La raison de cette adjonction repose tout
» d'abord sur la nécessité de conserver la distinction
» nécessaire de cette maladie avec l'ancienne périostite
» alvéolaire devenue nécessairement (1) une *arthrite al-*
» *véolaire*, et ensuite pour bien indiquer qu'il s'agit ici
» d'une affection à forme spéciale et surtout liée comme
» nous savons tous à certains états généraux, à certai-
» nes diathèses dont elle devient l'une des manifesta-
» tions. L'*arthritisme avec ses formes si diverses en est*
» *peut-être la cause principale* ».

Les connexions de l'arthrite alvéolaire infectieuse nous semblent donc solidement établies avec la maladie rhumatismale ou goutteuse.

(1) Conséquence de la démonstration par MM. Ranvier et Malassez de la nature ligamenteuse du périoste alvéolo-dentaire. Cette forme spéciale d'articulation de la dent avec la cavité de l'alvéole a été appelée *gomphose*.

Nous avons à examiner maintenant quelles en sont les lésions anatomiques et la pathogénie.

Le phénomène constant est l'inflammation et la résorption graduelle du ligament périostique alvéolo-dentaire avec disparition du cément et production de tartre dentaire, le tout accompagné d'une sécrétion plus ou moins abondante de pus. Toutefois la sécrétion peut en certains cas être plutôt muqueuse, opaline et très peu chargée de globules pyoïdes. Les dents privées de leurs moyens d'attache s'ébranlent et finissent par tomber.

M. Magitot a donné de ces lésions une description que nous résumons sommairement :

Au début, injection du périoste dentaire au voisinage du collet ; la membrane est ramollie et épaissie ; plus tard elle se décolle d'où ostéite et nécrose du cément qui devient rugueux et finalement disparaît sur les points malades. Consécutivement, altération inflammatoire du rebord alvéolaire et de la gencive, production des pus, etc. Toutes lésions plus ou moins prononcées suivant les périodes aiguës ou stationnaires de l'affection. En examinant les débris obtenus par le grattage de la racine, on reconnaît des leucocytes, des lambeaux de périoste altéré, des débris de cément, des lambeaux d'épithélium provenant de la gencive et enfin différents parasites et un certain nombre de petites masses irrégulières, composées de phosphate et de carbonate de chaux et constituant des dépôts de tartre.

Le Dr Galippe en procédant par la méthode des coupes sur des dents préalablement décalcifiées (1) trouve les lésions ordinaires de l'inflammation de plus en plus marquées sur le ligament alvéolaire à mesure qu'on se rapproche du collet de la dent : infiltration localisée de cellules rondes autour des vaisseaux dans les parties profondes, devenant diffuse et aboutissant à la production de bourgeons charnus dans les parties superficielles ; colonies microbiennes, surtout dans les vaisseaux, sur les préparations colorées par la méthode de Gramm; dans d'autres cas les microbes n'existent qu'à la surface des bourgeons charnus ; enfin destruction du cément par brèches plus ou moins larges. Le tartre salivaire après la décalcification et coloration constitue une sorte de tapis formé de touffes parasitaires.

Qu'est-ce donc que ce tartre et comment se produit-il ? Cette question nous ramène à celle du processus qui préside au développement de l'affection.

Claude Bernard (2) s'exprime ainsi à ce sujet : « On a » voulu rattacher à la présence des phosphates dans la » salive mixte la production de ce tartre qui se trouve à » la base des dents. Le tartre est une masse concrétée » renfermant d'après les analyses qu'on en a faites, des » matières organiques telles que des cellules d'épithé» lium, des corpuscules de mucus, des vésicules grais» seuses, des infusoires des genres vibrion et monas, » et des matières minérales composées presque exclusi-

(1) *Journal de Cornil*, 1889, p. 235 et *Notes originales*, 1887, p. 34.
(2) *Leçons de physiologie expérimentale*; 1856, t. II, p. 133-134.

» vement par du phosphate de chaux (60 à 80 pour 100,
» Berzélius, etc.) et un peu de carbonate de chaux ».

Rapportant ensuite diverses explications physico-chimiques données avant lui, dans lesquelles on considère le tartre comme un simple dépôt des sels calcaires de la salive, Claude Bernard les réfute l'une après l'autre et pense que la théorie la plus probable est celle qui ferait dépendre la formation du tartre d'une irritation du périoste alvéolo-dentaire à la suite du déchaussement des gencives ramollies par des fragments alimentaires pendant l'acte de la mastication.

Le Dr Magitot, qui professait dans ses premiers écrits une opinion à peu près analogue, semble se ranger maintenant à l'avis du Dr Galippe « les mots *arthro-dentaire*
» *infectieuse* seraient tout à fait logiques, car ils donnent
» l'idée d'une affection articulaire à laquelle s'ajoute le
» caractère infectieux qui résulte clairement de la na-
» ture bacillaire de la maladie (1) ».

Il ne s'explique pas cependant sur les rapports qu'il y a entre les parasites et la formation du tartre et paraît plutôt considérer cette substance comme le résultat de la maladie et non comme sa cause. C'est, qu'en effet, il est arrêté par sa croyance à une cause prédisposante diathésique, inconnue dans son essence, et qui lui paraît incapable d'engendrer une semblable production.

Nous allons voir que notre théorie de l'arthritis peut

(1) *Journal de Cornil*, 1889, p. 23.

le mettre d'accord avec le Dr Galippe qui traite ainsi la question :

» Il résulte de très nombreuses observations cliniques contrôlées par la thérapeutique préventive et » des expériences de laboratoire que la précipitation des » sels terreux de la salive est le fait des micro-organismes qu'elle contient. Le tartre salivaire est une substance vivante. Les micro-organismes du tartre salivaire ne sont donc pas accidentellement englobés » dans le dépôt qui le constitue ; ils ont été les agents » de sa formation (1) ».

Et ailleurs : (*Notes originales*, 1889, p. 112) « Le dépôt de tartre salivaire est le plus abondant dans tous » les points où la suppuration est la plus active et les » lésions les plus profondes. Vient-on à l'enlever sans » pratiquer une antisepsie buccale sévère et difficile à » obtenir, en l'espace de 24 ou 48 heures il se forme » dans ces mêmes points un enduit de consistance d'abord crémeuse, durcissant progressivement et s'organisant par couches successives et superposées. » Quand l'antisepsie est obtenue, la formation du tartre » diminue et finit par disparaître complètement. . . . » En résumé le tartre est une substance vivante, souvent même infectieuse : il n'y a point de pyorrhée » alvéolaire sans tartre organisé ou non, c'est-à-dire » sans parasites. »

Plus loin (page 117) « Les phénomènes de fermenta-

(1) *Journal de Cornil*, 1886, p. 101.

» tion qui se passent au niveau du collet des dents sous » l'influence réciproque des matières alimentaires et » fournies par la salive d'une part, et des nombreux » micro-organismes qui d'autre part, entrent en action, » ont pour effet d'enflammer le bord libre de la gencive » et de provoquer le dépôt du tartre organisé ou non. » En vertu de cette irritation à la fois d'ordre mécani- » que et pathologique, il se produit un léger décolle- » ment de la gencive et c'est à l'abri de la fraction gin- » givale décollée que les fermentations deviennent plus » actives, grâce à la marche ascendante des microbes ».

Or les micro-organismes de la bouche ont été étudiés, entre autres auteurs, par M. Vignal qui en a trouvé 18 espèces dans l'enduit lingual et le tartre dentaire et qui les a étudiés par la méthode des cultures artificielles. Ce sont des bactéries ou des staphylocoques, le leptothrix, et enfin des bacilles. Nous avons vu plus haut que M. Claude Bernard signale également dans le tartre la présence de vibrions et de *monades*.

Ces faits sont des plus intéressants à retenir et viennent singulièrement à l'appui de la thèse que nous soutenons si on les rapproche des observations qui ont été faites par d'autres auteurs dans des cas de rhumatisme articulaire aigu.

Klebs, cité par M. le professeur Bouchard (1), dit que toutes les manifestations phlegmasiques locales du rhumatisme articulaire aigu sont caractérisées par la pré-

(1) *Loc. cit.*, p. 334.

sence de monades, qu'il s'agisse de l'arthrite, de la pleurésie, de la pneumonie, de l'endocardite.

« Klebs, ajoute M. Bouchard, a certainement vu ce » qu'il décrit, et si quelque contestation est possible, » c'est surtout sur le terrain de l'interprétation ».

Puis il ajoute qu'il a lui-même constaté l'existence de monades dans la sérosité d'un œdème péri-articulaire chez un rhumatisant et dans les végétations verruqueuses développées sur les valvules d'un autre malade mort de rhumatisme cérébral. Toutefois notre savant maître croit que la théorie infectieuse du rhumatisme est au moins prématurée.

Un autre observateur, Mantle (1), a découvert dans le sérum articulaire et dans le sang, des bactéries, un micrococque et un petit bacille.

On sait du reste qu'on a trouvé déjà, dans la salive de l'homme sain, divers microbes pathogènes, celui de la pneumonie par exemple, et ces faits montrent une fois de plus l'importance de l'examen de la bouche et des soins qu'on devrait apporter à cet organe qui nous met si largement en rapport avec le monde extérieur par l'intermédiaire de la respiration ou des aliments. C'est sur lui que s'exerce d'abord l'influence nocive des germes ; c'est en lui qu'ils trouvent un premier milieu favorable de culture, et c'est de là qu'ils peuvent pénétrer à un moment donné dans l'économie pour y déterminer

(1) *Journal des con. méd. prat.*, 1837, p. 202.

diverses maladies infectieuses plus ou moins redoutables.

Nous croyons que l'arthritis est le résultat d'une de ces infections microbiennes et que, parmi les divers parasites producteurs de tartre dans la bouche, il doit en exister un capable de pénétrer dans le torrent circulatoire et de là dans les divers organes pour y subir des fortunes diverses, et, en fin de compte, déterminer la formation des dépôts de diverses natures que nous avons étudiés, si les conditions de milieu ou les réactions organiques lui laissent le temps d'arriver à son développement ultime et de parfaire son évolution.

Sera-ce la monade de Klebs, les bactéries ou le bacille de Mantle ? L'avenir nous l'apprendra sans doute.

Quoi qu'il en soit, les relations de l'arthrite alvéolaire infectieuse avec l'arthritis sont indéniables ; les lésions par certains côtés ressemblent beaucoup à celles que nous avons constatées dans d'autres organes et l'on peut pousser assez loin le parallèle avec celles qui existent dans les articulations atteintes de rhumatisme chronique osseux : dans l'articulation alvéolo-dentaire comme dans les autres, on voit la raréfaction des os ou du cément, la formation de dépôts calcaires ou d'os nouveau, cément de nouvelle formation à la surface de la dentine érodée, petites exostoses du rebord alvéolaire, dans certains cas ossification de la pulpe jusqu'à laquelle peuvent arriver les micro-organismes par les canalicules de la dentine ainsi que le prouvent les examens microscopiques de MM. Galippe et Malassez.

M. Galippe n'admet pas de relation entre l'arthrite alvéolaire et cette calcification de la pulpe comme le veulent certains dentistes :

« Nous ne croyons pas du reste que la calcification de » la pulpe soit produite par un excès de sels calcaires » dans l'économie, et nous pensons plutôt qu'il se fait » là une modification sénile du tissu sous des influen- » ces analogues à celles qui déterminent la sclérose des » vaisseaux. Nous n'admettons pas davantage que ce » soit à un excès de sels calcaires dans le sang qu'il » faille attribuer la pyorrhée alvéolaire. Mais nous ad- » mettrions volontiers que toutes les salives ne contien- » nent pas une quantité invariable de sels calcaires et » magnésiens, et qu'il peut exister des *influences patho-* » *logiques* ayant pour effet d'exagérer l'élimination ou » la sécrétion des sels terreux de l'économie par les glan- » des salivaires. Nous n'avons sur ce point que des » données incertaines et il nous paraîtrait imprudent » d'établir d'ores et déjà un rapport nécessaire entre la » lithiase biliaire, la lithiase urinaire et le dépôt de tar- » tre salivaire comme témoignant d'une surabondance » de sels terreux dans le sang (1). »

Notre confrère et ami nous paraît oublier ici le rôle actif qu'il attribue aux micro-organismes dans la production de ces dépôts divers. Plutôt que d'admettre des *influences pathologiques* sur la nature desquelles il ne s'explique pas, il pourrait bien plus rationnelle-

(1) *Notes originales*, p. 125.

ment, nous semble-t-il, invoquer ses recherches microscopiques si intéressantes sur la production des calculs et du tartre et en tirer la conséquence naturelle au lieu de se laisser hanter par les vieilles idées de précipitation ou de cristallisation par excès préexistant. C'est le microbe qui constitue l'influence pathologique, le microbe et les modifications de solides ou de liquides qu'il a produites dans l'économie s'il y existait avant l'invasion de la maladie.

Cette dernière phrase mérite quelques développements.

Pour nous, en effet, et nous allons montrer que le désaccord entre MM. Galippe et Magitot n'est pas irréconciliable, l'arthrite alvéolaire infectieuse peut être une maladie toute locale, ou bien tenir à une maladie constitutionnelle préexistante, l'arthritis. Dans le premier cas le microbe, venu de l'extérieur, exerce son action nocive sur l'articulation alvéolo-dentaire seulement. Dans le second, il pénètre dans l'économie, y provoque les diverses manifestations de l'arthritis et détermine par son action fermentescible des modifications des liquides et des solides à la faveur desquelles sa localisation en retour sur l'articulation sus-nommée se trouve favorisée, qu'il vienne alors de l'extérieur par contagion directe ou autrement, ou de l'intérieur de l'économie par les vaisseaux.

Pour mieux faire comprendre notre pensée, nous prions le lecteur de se reporter aux paragraphes 18, 19 et 20 de la présente étude page 32. Il verra du même coup que l'hérédité de l'arthrite alvéolaire et de l'arthritis tout entière est facilement explicable.

Il est une autre question qu'il convient de soulever ici à côté de l'hérédité, c'est celle de la contagion. Elle a été affirmée pour l'arthrite alvéolaire infectieuse par le Dr Galippe qui en cite des exemples. Personne, que nous sachions n'a songé à la relever dans l'étiologie de la goutte ou du rhumatisme ; cependant, longtemps avant que la pensée même de la présente étude nous soit venue, nous nous étions demandé, en face de certains faits de la pratique, faits que nous regrettons bien de n'avoir pas examinés plus attentivement, s'il n'existait pas une influence contagieuse pour des cas de rhumatisme surtout. On conçoit du reste qu'une affirmation soit difficile en pareil cas, étant donné la fréquence extrême de ces affections. Une seule fois depuis que notre attention est attirée de ce côté nous avons cru observer un fait à l'appui de cette manière de voir. Il s'agit d'une veuve très bien portante, n'ayant jamais éprouvé aucune manifestation de la diathèse arthritique, dont le mari était mort goutteux et avait perdu les dents de gingivite expulsive. Cette dame nous fit demander à l'occasion d'un gonflement extraordinaire des glandes salivaires qui nous en imposa d'abord pour des oreillons ; mais cette circonstance que le gonflement s'était produit plusieurs fois à des intervalles rapprochés et la découverte que nous fîmes de calculs salivaires à l'embouchure des canaux excréteurs nous permit d'affirmer qu'il s'agissait d'un simple obstacle mécanique à l'écoulement de la salive. Or cette dame était atteinte, à un degré léger il est vrai, d'arthrite alvéolaire, et avait pour la première fois depuis la mort de son mari des douleurs de rhumatisme, douleurs persistantes encore au moment où je la soignais. Nous ne voulons tirer de ce seul fait aucune conclusion, mais nous convions nos confrères à joindre leurs observations à celles que nous nous proposons de faire sur cette question intéressante et difficile à élucider (1).

Nous ne pouvons quitter ce sujet sans faire remarquer que la complexité et la différence des lésions de l'arthrite alvéolaire comparée aux arthrites des autres articulations doit être attribuée à ce que dans le premier cas les causes d'altération sont diverses et se compliquent les unes les autres ; l'articulation est ici en contact avec l'air et la variété des microbes, qui viennent y pulluler et contribuer à sa destruction par des processus divers, suppuration, etc. est considérable. Il suffit de se représenter ce qui arriverait si une jointure atteinte d'arthrite goutteuse ou rhumatismale était ouverte et placée dans les mêmes conditions de chaleur humide,

(1) Dans une leçon clinique sur la nature infectieuse du rhumatisme (*Semaine médicale*, 1889, p. 445), M. le professeur Jaccoud rapporte deux cas de transmission de la mère au fœtus. — L'un de ces cas est dû à Pecker (1875), l'autre (1887) à Schœffer qui le publie comme un argument en faveur de la contagiosité du rhumatisme.

de courant d'air continuel, constituant ce qu'on a désigné sous le nom expressif de clapier (1).

Enfin une observation que nous avons faite à plusieurs reprises sur nous-même semble bien indiquer un mode identique de formation pour les productions d'acide urique et de tartre : sous l'influence d'exercices violents, deux heures d'équitation à rapide allure, par exemple, nous avons vu le lendemain des dépôts uratiques dans les urines et de tartre à la base des gencives. Nous étions alors en traitement pour une arthrite alvéolaire rhumatismale, et notre attention était spécialement appelée sur ce qui se passait de ce côté de notre individu.

Chacun connaît du reste l'influence de l'exercice musculaire violent sur la production exagérée de l'acide urique chez les goutteux (2). Il s'agit là, suivant nous, d'une diminution des forces vitales, d'un ralentissement de la nutrition qui favorise la pullulation et l'activité des parasites. C'est le cas de rappeler cette ancienne comparaison de l'arbre, vieux ou mal nourri, que les

(1) Le type de l'arthrite alvéolaire infectieuse arthritique doit être recherché probablement dans les cas où la présence du tartre est accompagnée d'une simple sécrétion opaline et, pour le dire en passant, nous croyons qu'il doit exister plusieurs espèces d'arthrites infectieuses pour l'articulation alvéolo-dentaire comme pour les autres articulations, où on connaît l'arthrite scarlatineuse, celle de l'infection purulente, de la tuberculose, etc.; seulement, en raison des conditions spéciales de vulnérabilité où se trouve cette articulation; les lésions seraient la plupart du temps d'ordre composite.

(2) Rendu : *loc. cit.*, p. 183 et Bouchard *loc. cit.*, p. 255 (discussion).

champignons envahissent, et c'est précisément la raison pour laquelle la fatigue exagérée est bien souvent la cause d'une attaque de goutte aussi bien que de rhumatisme, d'une aggravation de l'arthrite alvéolaire, comme nous le savons par expérience personnelle, ou même d'une première atteinte de cette maladie.

La conséquence naturelle des relations de l'arthrite alvéolaire infectieuse avec l'arthritis, relations probables de cause à effet dans certains cas, c'est qu'il y a lieu d'apporter le plus grand soin au traitement de cette affection trop souvent négligée et constituant un foyer de parasites, une source continue d'infection pour l'organisme tout entier. Le Dr Galippe a montré, avec succès à l'appui, que la guérison de l'arthrite alvéolaire était possible au prix d'un traitement antiseptique minutieux et persévérant.

CHAPITRE VII

Théories de l'accès de goutte. — Considérations sur l'hématologie et l'urologie de la goutte et du rhumatisme chronique. — Faits qui indiquent la transition de l'une à l'autre maladie. — Tophus goutteux et tophus rhumatiques.

Nous venons d'étudier dans les pages qui précèdent une série d'affections dérivées de l'arthritis et caractérisées par la production de dépôts de matière cristalloïde organique ou calcaire. Diverses théories ont été émises avant nous sur la formation de ces dépôts; nous les avons discutées en leur place et on peut voir que leurs auteurs eux-mêmes ne les donnent que pour ce qu'elles valent, c'est-à-dire comme de simples hypothèses destinées à satisfaire plus ou moins complètement l'esprit en attendant mieux. Il est une de ces affections pourtant, la goutte, où les auteurs ont cherché en plus grand nombre et avec plus de persévérance à pénétrer le processus intime de la formation des dépôts. La raison en est qu'ici l'abondance et la diffusion des concrétions cristalloïdes est considérable et qu'il est impossible de n'en pas tenir compte dans l'exposé de la maladie, surtout depuis les travaux de Garrod qui s'est acquis une réputation légitime dans l'étude de la goutte en y montrant l'importance des dépôts uratiques.

Les assertions de cet auteur ont cependant été reconnues exagérées depuis. Les nombreuses théories des prédécesseurs ou des successeurs de Garrod sont d'ailleurs souvent contradictoires.

Les limites de ce travail ne nous permettent pas de les reprendre une à une et du reste la discussion en est faite dans les derniers ouvrages de M. le professeur Bouchard, de MM. Lécorché et Rendu qui résument et réfutent mieux que nous ne saurions le faire les arguments des auteurs précédents en exposant les leurs propres à l'appui de leur façon personnelle de traiter la question. Or pour ces derniers écrivains la préexistence de l'acide urique dans le sang, est indispensable à la production de l'accès de goutte. Pourtant MM. Bouchard et Rendu reconnaissent que l'uricémie n'est pas la caractéristique nécessaire de la goutte et attribuent à la formation exagérée d'acides, oxalique et autres, la transformation des urates en urates acides, transformation indispensable d'après eux pour la production de l'accès.

M. Lecorché admet comme eux la transformation des urates en biurates, mais l'acide urique serait toujours en excès et les acides, qui transforment ses sels en biurates, proviendraient incidemment de causes passagères, acidité de l'estomac à la suite de repas trop copieux, ingestion d'aliments vinaigrés, de boissons chargées d'acide carbonique, suppression de la transpiration et défaut d'élimination de l'acide sudorique.

Nous ferons d'abord remarquer, en empruntant à MM. Bouchard et Rendu les éléments de notre discussion, que la formation exagérée d'acide urique n'est rien moins qu'indispensable. Dans un cas de goutte invétérée avec tophus multiples, M. Rendu n'a pu constater par le procédé du fil la moindre trace d'acide urique. M. le professeur Potain a cité deux faits du même genre encore plus démonstratifs, car l'examen du sang avait été pratiqué complètement au moyen des analyses chimiques les plus rigoureuses et cependant il s'agissait de deux sujets porteurs de tophus uratiques indiscutables.

D'après M. Bouchard, on ne peut pas dire avec certitude si les urates, qui se déposent pendant la période aiguë de la fluxion goutteuse, viennent du sang ou se forment dans les tissus de la jointure : « La totalité du sang » d'un goutteux contient au maximum 1 gramme d'a- » cide urique : et dans les premiers jours de l'accès il » peut y avoir par les urines une élimination quoti- » dienne de 1 ou 2 grammes. Souvent les tophus formés » pendant cette période représentent une somme d'acide » urique qui dépasse plusieurs grammes ; par consé- » quent si l'acide urique arrive aux jointures par le sang, » il ne préexistait pas dans le sang, il ne représente pas » le dépôt sur les jointures, d'une masse de ce principe » lentement accumulé dans la circulation par le trouble » nutritif ou par quelqu'obstacle à l'élimination normale.

» Si le sang dépose rapidement ces grandes quantités » d'acide urique dans les urines ou dans les tissus » fibreux, c'est parceque, à ce moment même, il se forme » exceptionnellement dans l'organisme des proportions » exagérées d'acide urique dans un temps relativement » court et cet acide urique ne s'attarde pas dans le sang, » il ne fait que le traverser ».

Enfin, M. Bouchard fait observer que, chez les malades atteints de leucémie ou de cirrhose du foie, il est élaboré des quantités d'acide urique bien supérieures à la totalité de ce que l'on peut rencontrer dans l'organisme d'un goutteux et cependant la goutte ne survient pas.

Ces faits rendent évidemment impossible l'explication du dépôt par excès préexistant, aussi ces Messieurs et M. Lécorché lui-même sont-ils obligés d'avoir recours à l'hypothèse de la transformation des urates en biurates par des acides accessoires. Il reste à savoir pourquoi cette transformation ne se fait que dans des points localisés. Il faudrait donc admettre que les acides prennent eux-mêmes naissance dans ces points.

Combien n'est-il pas plus rationnel de supposer que l'acide urique se forme au niveau des points malades, et renversant la proposition, de dire qu'il ne fait en effet que traverser le sang, mais pour aller des jointures, ou plus généralement des tophus, aux divers émonctoires. Et combien cette manière de voir ne rend-elle pas plus facile l'explication de tous les phénomènes observés, aussi bien que de la divergence des analyses de l'urine aux diverses périodes de la goutte, avant, pendant et après l'accès ? Car c'est ici encore que les auteurs ne sont pas d'accord ; les uns admettent une diminution, les autres une augmentation, d'autres encore une élimination normale de l'acide urique dans les jours qui précèdent l'accès ou dans les premiers jours de l'attaque. « En face de ces divergences éma- » nant d'observateurs également compétents et cons- » ciencieux, il est difficile de prendre un parti » dit M. Rendu.

Dans les premiers jours de sa formation, le tophus est composé d'une matière semi-liquide tenant en suspension des cristaux d'urate de soude : plus tard cette matière se concrète et prend une consistance calcaire. Il y a là une analogie frappante avec ce qui se passe dans l'athérome et cette analogie n'a pas échappé à M. Rendu (1) « Assurément, la présence des dépôts » tophacés peut irriter le tissu conjonctif et provoquer » secondairement des inflammations interstitielles ; » mais nous ne savons pas si celles-ci ne sont pas anté- » rieures aux cristallisations uratiques. Cette manière » de voir n'a rien de paradoxal, car, journellement, l'a- » natomie pathologique nous montre des faits de ce » genre. Lorsque nous rencontrons des plaques calcai- » res de l'aorte, il ne vient pas à l'idée de considérer

(1) *Loc. cit.*, p. 43.

» les dépôts crétacés comme la cause de l'inflammation
» artérielle : nous savons que l'athérome ne débute
» pas par la calcification et que les particules calcaires
» n'envahissent que des tissus déjà malades. Pourquoi
» n'en serait-il pas de même des infiltrations uratiques
» et qu'est-ce qui prouve qu'au moment où elles se
» déposent dans les tissus ceux-ci ne sont pas déjà le
» siège d'une irritation chronique qui a préparé l'in-
» vasion du tophus ? »

Pour nous en effet ces lésions sont du même ordre et sont dues vraisemblablement à l'action d'un microbe spécifique qui a élu domicile aux points malades, y provoque des phénomènes de fermentation aux dépens des sucs et des tissus circonvoisins avec ou sans réaction inflammatoire comme dans la goutte chronique et l'athérome. Les produits de cette fermentation sont en partie entraînés par la circulation, et en partie utilisés par le microbe constituant un centre d'appel plus ou moins actif, ce qui explique les variations d'analyse des différents liquides biologiques. Cette action peut être latente plus ou moins longtemps, déterminant ainsi l'uricémie sans accès, puis l'état de malaise qui précède quelquefois l'attaque et les douleurs sourdes éprouvées par certains goutteux qui sentent venir leur accès. L'évolution une fois terminée, tout rentre dans l'ordre, le malade est soulagé, et le tophus reste comme témoin du travail qui vient de s'opérer, à moins que la réaction inflammatoire n'ait été assez forte pour détruire le parasite par un des procédés indiqués plus haut page 31, paragraphe 15.

Si le soulagement était dû à la combustion fébrile des produits uratiques ou si ces produits étaient la cause de la douleur, ils devraient disparaître en même temps que l'accès et l'observation démontre qu'il n'en est pas ainsi.

Au surplus dans la goutte chronique on voit les concrétions uratiques devenir de plus en plus considérables en même temps que la réaction est moins vive, c'est que l'économie se défend moins et c'est encore une preuve que l'acide urique n'est pas la principale cause de la fièvre et de la douleur.

Il paraît bien établi que l'acide urique, toujours en excès dans le sang goutteux, augmente à l'approche de l'accès, diminue pendant l'accès et disparaît après l'accès.

Ces faits d'observation se comprennent très bien dans notre théorie de la goutte ; si on réfléchit que le parasite présumé de l'économie peut y vivre d'une façon latente, amoindrie, gênée en quelque sorte, ne déterminant que des dédoublements rares et peu abondants, jusqu'au jour où une circonstance déterminante, fatigue, excès d'alimentation, etc. vient lui fournir les conditions nécessaires à une vie plus active, soit par l'apport de matériaux nouveaux, soit par ralentissement de la circulation, etc. C'est alors qu'on voit l'acide urique augmenter, puis l'accès éclater quand le parasite devient un centre d'appel suffisamment actif et vigoureux pour garder près de lui les matériaux cristalloïdes nécessaires à son évolution et dont la formation a été le but de son action fermentescible (1). On comprend du reste que le sang soit moins riche en matériaux uratiques après les accès, puisqu'alors le microbe présumé doit avoir atteint son état définitif et n'a plus rien à demander à l'organisme. Cela jusqu'au jour où une nouvelle pullulation microbienne vient renouveler la série des accidents.

Quant à ce qui se passe du côté des urines, les avis sont divergents, nous l'avons vu, et il nous semble que des préoccupations doctrinales ont pu amener à chercher dans l'élimination de l'acide urique par les reins des lois qu'il n'est pas possible d'y constater en réalité. Il est bien d'autres infections microbiennes dans lesquelles on voit des produits de divers genres apparaître dans l'urine : celle de la goutte n'échapperait pas à cette espèce de lavage effectué par le filtre rénal ; il n'y a rien là d'extraordinaire.

Nous retrouvons cette facilité d'adaptation pour ce qui concerne la pathogénie de la goutte qu'on a voulu séparer de la pathogénie de l'accès.

D'après M. le professeur Bouchard la production exa-

(1) Cette attraction, exercée à ce moment par le microbe sur l'acide urique, rendrait compte et de la diminution de cet acide dans le sang et dans l'urine et de cette particularité que la sérosité d'un vésicatoire appliqué au niveau d'une jointure malade pendant l'accès ne contient pas d'acide urique.

gérée de l'acide urique ou des autres acides nécessaires à sa précipitation est due à un ralentissement de la nutrition qui, à un moment donné, provoque des dépôts uratiques et l'accès de goutte aiguë — c'est reconnaître implicitement que le dépôt lui-même est la cause de la fièvre et de la douleur. Il faudrait donc, en ce cas, qu'il y ait corrélation entre les deux phénomènes et c'est le contraire qui est vrai puisqu'on voit, non seulement les dépôts persister après la disparition de la fièvre, mais encore cette fièvre et les douleurs être de moins en moins fortes quand les tophus prennent un développement de plus en plus grand dans les formes chroniques de la maladie.

M. Lécorché se rapproche beaucoup plus de nous quand il affirme que l'uricémie est produite par les cellules organiques agissant à la façon de ferments, mais c'est à lui qu'on peut objecter les observations de goutteux chez lesquels le sang ne renferme pas d'acide urique en excès (observations de MM. Potain et Rendu).

Encore une fois, il est bien plus simple d'admettre que l'acide urique est le produit d'une nutrition à côté, que la cause de la goutte est extrinsèque, parasitaire, et si on nous permet une digression, nous ne craignons pas d'avouer qu'il nous semble probablement en être de même pour la plupart des maladies. C'est en effet l'idée première qui vient à l'esprit, l'idée la plus naturelle, la plus simple et ces idées sont souvent les meilleures. . . . .

« La maladie, dit M. le professeur Charcot dans ses » savantes leçons sur les maladies chroniques, avait » pu être considérée autrefois comme un être indépen- » dant de l'organisme, comme une sorte de parasite » attaché à l'économie : aujourd'hui, — et c'est à Brous- » sais qu'on doit d'avoir nettement affirmé ce prin- » cipe — elle n'est qu'un trouble des propriétés inhé- » rentes à nos organes. Il s'agit là, non de l'apparition » de lois nouvelles, mais de la perversion, du déran- » gement de lois préexistantes ».

A l'époque de Broussais, on ne connaissait pas encore les découvertes de l'histologie et de la microbiologie : on ne pouvait pas trouver, ni même soupçonner la cause de maladies dont on constatait seulement les lésions macroscopiques avec le secours de l'anatomie pathologique si perfectionnée par les Bichat, les Corvisart, les Laënnec, etc. ; on s'est exagéré cependant les récents progrès de cette science en croyant qu'il n'y avait rien au delà et c'est le motif pour lequel on s'est rattaché à la conception de Broussais. Cet illustre médecin a pu soutenir cette idée avec tout l'éclat de sa parole et de son talent, sans doute aussi avec conviction, mais nous savons que rien n'égalait le brillant de son esprit que son peu de justesse : ses théories de l'inflammation ont rendu de bien mauvais services à la médecine et aux malades, et il se pourrait bien qu'ici encore, on ait trop ajouté foi à des propositions soutenues avec éloquence et talent par un esprit trop ami du paradoxe.

L'ancienne pneumonie fibrineuse, ce type des maladies inflammatoires, pour prendre un exemple, n'est presque déjà plus qu'un mythe et on peut croire que bien des maladies prendront le même chemin. M. le professeur Charcot se charge du reste de donner la réplique à Broussais quand il rapporte plus loin cette pensée d'Hippocrate : « Qui aurait prévu d'après la structure du cerveau que le vin pouvait en déranger les fonctions » et cette autre de M. Littré « à qui la connaissance du corps humain aurait-elle appris que les émanations marécageuses produisent la fièvre intermittente ? »

Mais nous devons revenir à notre sujet et chercher, dans les analyses de l'urine, du sang, des différentes concrétions, les rapports qui peuvent exister entre la goutte et le rhumatisme chronique. D'après Stockvis, Beneke, M. le professeur Bouchard, on voit dans la goutte, en même temps que l'acide urique, l'acide phosphorique être éliminé en grand excès par les urines.

D'après Zuelzer la proportion d'acide phosphorique est toujours en raison de l'intensité de la désassimilation des matières azotées et par conséquent de la formation de l'urée. M. Lécorché a constaté que l'élimination de cet acide par les reins semble suivre les mêmes variations que celles de l'acide urique dans la goutte, baisser au début de l'attaque pour s'élever ultérieurement lorsque l'élimination de l'acide urique devient plus considérable. Et cependant ajoute M. Lécorché : « Bien que » la quantité d'acide phosphorique soit d'ordinaire inti-

» mement liée avec celle de l'urée, nous ne pouvons » nous empêcher de reconnaître que cette loi formulée » par Zuelzer, vraie dans la généralité des cas, paraît » présenter de légères défectuosités dans l'attaque de » goutte ».

La raison de ce désaccord ne serait-elle pas due à ce que, dans ce cas particulier, les dédoublements des matières azotées sont provoqués non plus par les phénomènes nutritifs ordinaires, mais par cette nutrition parasite d'un micro-organisme qui, parmi les matériaux issus de ce dédoublement, retient de préférence ceux qui lui sont nécessaires, acides urique ou phosphorique à l'état de sels, tandis que l'urée est entraînée par la lixiviation incessante qui aboutit au rein et à l'urine?

M. Bouchard montre que la matière azotée ou protéïque du sang est élaborée par les tissus et que cette élaboration donne lieu à des métamorphoses de plus en plus avancées et à des substances qui sont d'une part des principes *azotés cristalloïdes*, d'autre part deux séries de corps organiques non azotés et enfin des corps inorganiques (1).

Or nous savons (2) que l'effet ordinaire de l'évolution des microbes dans une matière azotée ou autre consiste dans des dédoublements absolument comparables.

Nous sommes donc autorisé à supposer que les différents produits de désassimilation signalés par les chi-

(1) *Loco citato*, p. 236.
(2) Voir plus haut p. 27 et 31, parag. 1 et 13.

mistes dans les liquides ou les solides des rhumatisants et des goutteux sont le résultat de l'action d'un microbe, et nous ajouterons que cette supposition paraît au moins aussi vraisemblable que celle d'une perversion de la nutrition et explique beaucoup mieux que cette dernière hypothèse les différentes constatations cliniques, anatomiques et chimiques faites dans le cours de l'arthritis.

Nous avons vu que, dans l'urologie de la goutte, la grande prédominance de l'acide phosphorique, est signalée par différents auteurs ; on constate également l'apparition d'autres principes : acide oxalique, lactique, etc. Or tous ces corps ont été signalés également dans le cours du rhumatisme et la différence consiste dans l'absence de l'acide urique au cours de cette dernière affection ; encore est-ce surtout par l'absence de ce produit dans le sang que la différence se manifeste car les urines des rhumatisants sont souvent chargées d'urates, et tout aussi bien que les goutteux, les rhumatisants sont prédisposés à la gravelle urique.

Mais le point principal commun aux deux maladies est la surabondance des phosphates. Le Dr Teissier, dans ses intéressantes recherches sur le diabète phosphatique et l'élimination des phosphates par les urines, signale comme un fait à peu près constant la présence d'une grande quantité de phosphates terreux dans l'urine des rhumatisés chroniques. Dans celle du rhumatisme articulaire aigu il a constaté tantôt des proportions trop fortes, tantôt des proportions inférieures à la normale ; il faut tenir compte ici de l'époque à laquelle les analyses ont été faites, naturellement celle de l'attaque puisque l'existence du rhumatisme aigu se confond avec cette attaque et on sait que, dans la goutte, les acides urique et phosphorique diminuent au moment de l'accès.

Le Dr Roncati, de Bologne, ne fait pas de différence entre les diverses sortes de rhumatisants, et affirme que les phosphates terreux existent toujours en excès dans leurs urines.

Enfin, sauf des cas de tuberculose, la majeure partie des observations publiées par le Dr Teissier a trait à des arthritiques avérés ou présentant diverses manifestations de cette diathèse, douleurs rhumatismales vagues ou localisées, dyspepsie, hypocondrie, névralgies, gingivite, néphrite interstitielle, diabète, eczémas, uricémie.

D'après cet auteur, les causes possibles de la polyurie phosphatique sont :

1° La prédisposition à la tuberculose et toutes les causes débilitantes capables d'engendrer la phthisie. Nous n'avons pas à nous occuper des faits de cet ordre.

2° L'arthritisme.

3° Le nervosisme et ses causes variées et nombreuses qui se résument le plus souvent en cette même maladie constitutionnelle avec ses diverses déterminations.

Le diabète sucré serait de plus capable de se transformer souvent en diabète phosphatique et inversement, d'après M. Teissier, sous des influences encore inconnues. Il y aurait là une question intéressante à étudier au point de vue des rapports de l'arthritis avec la glycosurie d'une part, avec la phosphaturie d'autre part, mais nous ne pouvons que la signaler.

Nous ne voulons tirer de tout ceci qu'une conclusion, c'est que l'élimination des phosphates est exagérée chez les arthritiques.

Malheureusement les analyses du sang n'ont pas été faites encore avec assez de suite pour qu'on sache à quoi s'en tenir sur la teneur en phosphate chez les rhumatisants, et c'est cependant là surtout ce qui serait utile à connaître.

Nous trouvons seulement l'observation de Bocker rapportée par M. Charcot. Ce fait est cité comme un exemple de goutte, mais doit plutôt appartenir au rhumatisme chronique d'après M. Charcot, en raison de ce que les extrémités osseuses étaient gonflées, ce qui n'a pas lieu dans la goutte. Chez ce malade, le sang et les urines ont été examinés et l'on a trouvé dans l'excrétion urinaire une diminution notable de la proportion normale de phosphate de chaux : dans le sang, au contraire, il existait *quatre fois plus de phosphate de chaux qu'à l'état normal.*

Cette tendance à la surproduction des phosphates terreux dans le rhumatisme nous allons la retrouver à propos de certains faits très intéressants rapportés devant la Société anatomique (1) : « M. Poirier a trouvé

(1) Séances des 25 février, 11 et 18 mars 1887.

» sur un sujet de l'École pratique de petites tumeurs » pierreuses sous-cutanées siégeant au nombre d'une » quinzaine au niveau de la crête du tibia de chaque » jambe. Elles ont le volume de grains de blé, sont jau- » nâtres, et adhèrent à la peau. Elles font effervescence » par l'acide chlorhydrique. Ce sujet présentait en outre » dans plusieurs articulations des lésions d'arthrite sè- » che.

» M. Broca a rencontré assez souvent cliniquement » des nodosités de ce genre dans les mêmes régions et » les a attribuées à des noyaux de phlébite variqueuse » calcifiés.

» M. Poirier a vu souvent aussi de ces phlébolithes ; » mais ici les varices manquent et les nodosités pier- » reuses ne sont pas en rapport avec des veines.

» M. Cornil rappelle qu'on a fait beaucoup de tra- » vaux sur ces pierres sous-cutanées. Virchow en dis- » cute longuement la nature. Elles ont été rapportées, » soit à des phlébolithes, soit à des glandes sébacées cal- » cifiées, soit enfin à une incrustation ou à une vérita- » ble ossification dans le tissu cellulaire sous-cutané. » Quant aux jointures, elles présentent de beaux types » d'arthrose chronique déformante avec destruction » des cartilages, éburnation des surfaces sseuses et » stries par usure. Là où le cartilage existe encore, il a » subi l'altération velvétique. Il n'y a nulle part de » tophus, de dépôts uratiques ; on ne peut donc pas son- » ger à la goutte. . . . .

» Plus tard, M. Poirier a pratiqué l'examen histolo-
» gique des concrétions *pierreuses sous-cutanées* qu'il
» avait présentées. On y trouve, sur des coupes, après
» la décalcification, un réseau de fibres laissant entre
» elles des espaces sphériques qui étaient remplis de
» sels calcaires. On en conclut qu'il s'agit de lobules
» adipeux calcifiés.

» Enfin, M. Poirier a observé cliniquement sur deux
» malades rhumatisantes, et atteintes de cancer du sein,
» ces petites *nodosités calcaires sous-cutanées*. Il a en
» outre disséqué encore une pièce : le sujet présentait
» aussi des lésions d'arthrites multiples. Ces nodosités
» siègent toujours à la face interne du tibia ; elle sont
« régulières, dures, mobiles. Il est bon de les connaître
» pour éviter de croire faussement à certaines lésions
» syphilitiques. Il semble y avoir ici un lien manifeste
» avec l'*arthritisme*. »

Nous venons de rapporter le résumé de la Société anatomique tel que nous l'avons trouvé dans le journal de Cornil. Il en ressort qu'on peut constater, dans le cours du rhumatisme chronique, des concrétions calcaires sous-cutanées, de même qu'on voit dans la goutte des concrétions uratiques et quand M. Cornil dit qu'il n'y a nulle part de tophus, nous sommes autorisé à lui répondre que ce sont là précisément des tophus, mais des tophus calcaires et non uratiques, nouveau point de ressemblance entre la goutte et le rhumatisme. On nous permettra d'insister ; la comparaison entre les lésions articulaires de l'une et de l'autre maladie nous a obligé à entrer dans le détail histologique des lésions et si nous croyons avoir donné de la néoformation osseuse, remplaçant le simple dépôt calcaire, une explication satisfaisante, nous ne sommes pas sans reconnaître que cette explication est un peu pénible, et n'est pas évidente par elle-même. Ici, au contraire, les deux processus sont tout à fait semblables et l'examen histologique ne laisse pas de doute à cet égard. La nature du tissu (cellulo-adipeux sous-cutané) explique les différences dans les deux localisations, car ce dernier tissu n'a pas de tendance à la formation osseuse comme le tissu cartilagineux.

Nous ajouterons qu'il est possible de constater, dans les dépôts goutteux, la présence du phosphate de chaux ; Barruel faisant l'analyse des dépôts goutteux trouvés chez un malade de Cruveilhier a reconnu qu'ils étaient formés d'urate de soude et de phosphate de chaux. Les analyses de Laugier, de Wurser, de Lehmann, de Marchand y constatent également la présence de ce dernier sel (4,32 de phosphate pour 52 gr. 12 d'urate dans le cas de Lehmann).

Si nous recherchons les cas d'athérome, maladie commune aux goutteux et aux rhumatisants, cette faible proportion de phosphate, eu égard aux urates, se trouve renversée et Landerer donne les résultats suivants dans un cas d'athérome de l'aorte chez un goutteux :

Acide urique. 14

Phosphate de chaux.	62
Carbonate de chaux.	16
Carbonate de magnésie	2
Matière animale.	6

Lobstein, S. Edwards, Lancereaux ont rapporté des cas analogues : pour la calcification des veines nous pouvons rappeler le fait de Schroder van der Kolk qui a trouvé les veines incrustées d'urate de soude et non de sels calcaires comme il arrive plus communément, de même au surplus que dans l'athérome artériel des goutteux où la plupart du temps le dépôt est uniquement calcaire.

Tous ces faits montrent la transition qui peut exister entre la goutte et le rhumatisme chronique et nous pourrons les rapprocher des observations, citées plus haut, de M. Ferréol (1).

On en peut conclure, ce nous semble, que la même action fermentescible poussée plus ou moins loin, peut produire, par le dédoublement des matériaux azotés de l'économie, tantôt l'acide urique libre ou combiné à la soude ou à la chaux, tantôt les sels inorganiques, phosphates et carbonates de chaux, tantôt enfin des produits hydrocarbonés, comme la cholestérine que nous voyons apparaître en excès dans le sang des rhumatisants et dans la gravelle biliaire comme aussi dans les foyers d'athérome.

Nous avons déjà montré que cette action fermentescible peut être plus logiquement attribuée à une action

(1) Page 37.

parasitaire qu'à une déviation de la nutrition de l'individu et nous aurons à y revenir, mais nous citerons à notre appui, dès à présent, l'exemple de l'arthrite alvéolaire infectieuse qui fait partie du groupe arthritique au même titre que les affections ci-dessus, et dans laquelle les dépôts calcaires sont bien démontrés comme étant le résultat de cette action parasitaire. Nous nous sommes déjà expliqué sur la nature des causes capables d'influencer la puissance fermentescible du microbe et de produire la variété des substances concrétées. On peut se reporter aux paragraphes 1, 7, 8, 10, 11 et 17 pages 27 et suivantes.

Ces influences modificatrices peuvent se produire non seulement chez des individus différents, mais encore chez le même individu soit sur le même organe, soit sur divers organes. Et on peut dire que certains appareils les présentent avec un caractère de fixité assez grand pour que la même cause morbigène qui produit par exemple dans la goutte articulaire des dépôts d'acide urique le plus souvent, et exceptionnellement des dépôts calcaires, ne détermine chez les mêmes malades, lorsqu'elle se localise dans le système artériel, que des dépôts calcaires presque toujours et exceptionnellement des infiltrations uratiques ; de même dans le système veineux où la rareté de cette incrustation d'acide urique est plus rare encore que la transformation calcaire des parois, transformation exceptionnelle elle-même si on la compare à la fréquence des phlébites et des varices rhumatismales ou goutteuses. Ceci nous conduit à l'exposé de la manière dont nous entendons rattacher les manifestations rhumatismales et goutteuses non accompagnées de dépôt à celles qui ont été étudiées précédemment.

CHAPITRE VIII

Lésions viscérales de l'arthritis sans dépôts. — Rhumatisme articulaire aigu. — Métastases. — Considérations de M. Gueneau de Mussy sur les prescriptions du Lévitique et origine possible de l'infection arthritique. — Parallèle de l'arthritis avec la filariose. — Influence de la constitution médicale, du traumatisme, etc., sur ses manifestations.

Tous les médecins savent que les lésions viscérales de la goutte peuvent ne pas s'accompagner de dépôts uratiques ni d'uricémie. « La question est de trouver un » critérium clinique précis pour caractériser une affec- » tion goutteuse. Ce critérium, il faut le reconnaître, ne » saurait être établi d'une façon absolue. Qu'on le cher- » che dans le sang ou dans les urines, il peut se faire » qu'il manque complètement, et, dans certains cas de » goutte viscérale précisément, l'excès d'acide urique » peut faire défaut (1) ».

Écoutons maintenant M. Rendu : « Nous sommes » convaincu que la présence des tophus uratiques, qui » jusqu'à présent est considérée à bon droit comme le

(1) Lécorché, *loc. cit.*, p. 233.

» critérium absolu de la goutte, n'est peut-être pas in-
» dispensable pour faire affirmer cette diathèse : nous
» serions enclin à croire que le trouble initial de la nu-
» trition qui se traduit par la présence dans le sang d'un
» excès d'acide urique constitue un cas particulier d'une
» tendance morbide plus générale. Lorsque nous voyons,
» comme dans certaines autopsies de Garrod, une seule
» jointure présenter des traces de dépôts uratiques,
» alors que le malade succombe avec des lésions multi-
» ples des reins, du cœur et du poumon, nous n'hési-
» tons pas à affirmer la goutte, et cependant il paraît
» difficile de ne pas reconnaître en pareil cas une con-
» dition morbide primitive supérieure à l'uricémie, la-
» quelle ne semble jouer que le rôle d'un épiphénomène.
» Si d'autre part nous éclairons les faits d'anatomie pa-
» thologique par la comparaison de l'étiologie, des ten-
» dances héréditaires, des séries morbides observées
» dans les familles, que voyons-nous ? C'est qu'à côté
» du goutteux franc dont les jointures sont infiltrées de
» tophus, nous trouvons *l'arthritique* qui a la même cons-
» titution, la même tendance congestive, la même pré-
» disposition à l'athérome et aux scléroses viscérales ;
» qui, comme le goutteux, est atteint fréquemment de
» néphrite interstitielle, d'hypertrophie du cœur, d'hé-
» morrhagie cérébrale (1). Les deux types sont non seu-

(1) Nous ajouterons de varices, de phlébite, etc., en un mot de toutes les lésions viscérales fonctionnelles ou organiques signalées avec des nuances en plus ou en moins dans la goutte et le rhumatisme avec ses variétés.

» lement comparables, mais identiques ; une seule chose » diffère, la présence d'un dépôt uratique dans une join- » ture. Or, c'est sur cette unique considération que l'on » affirmera la goutte, maladie générale, chez le premier » de ces sujets, tandis que le second sera considéré » comme atteint d'une affection locale, intéressant le » rein, le foie, le cœur ou le cerveau ? »

Nous voilà fixés. Les manifestations de l'arthritis ne s'accompagnent pas toujours de concrétions uratiques, ni, ajouterons-nous, de concrétions calcaires. Et cependant les concrétions peuvent apparaître dans certaines de ces mêmes manifestations où on ne les voit pas habituellement :

Dans la laryngite, la bronchite, la pneumonie, l'entérite, la méningite des goutteux, on a pu trouver, exceptionnellement il est vrai, des concrétions d'acide urique. On a trouvé également des dépôts de sels calcaires dans les mêmes organes : (nous ne pouvons pas toutefois affirmer absolument que ces dépôts fussent dus à des inflammations antérieures ; ce sont des faits à revoir et sans interprétation satisfaisante encore) (1).

Pour ce qui concerne les veines, les lésions peuvent se borner à la phlébite simple, à une lésion des parois

(1) Rœring a trouvé dans les poumons d'un vieillard goutteux des concrétions calcaires composées de phosphate de chaux, et M. Guencau de Mussy se demande si ces concrétions ne suffisent pas à elles seules à affirmer la goutte et si les individus chez lesquels les tubercules pulmonaires subissent la transformation calcaire n'appartiennent pas à des races goutteuses.

qui amène leur dilatation variqueuse, ou au contraire consister en une incrustation calcaire ou même uratique, toutes modifications produites par une influence qui tantôt s'arrête en chemin, tantôt poursuit son action jusqu'à sa conséquence ultime.

Nous avons déjà vu dans le chapitre précédent qu'il y a des tophus calcaires, analogues aux tophus uratiques. Mais nous dirons qu'il peut y avoir des tophus caractérisés par un simple gonflement du tissu cellulaire sous-cutané; les nodosités sous-cutanées signalées par MM. Froriep et Jaccoud (1) et par M. Meynet dans le rhumatisme articulaire aigu, par M. Ferréol chez des arthritiques, par M. Lécorché sur des goutteux, nous paraissent avoir la même signification pathologique avec l'incrustation en moins.

« L'histoire de ces hyperplasies éphémères est à » faire, et leur signification réelle à démontrer » dit M. Besnier : nous espérons son approbation dans cet essai d'interprétation. — Les nodosités de l'érythème noueux sont probablement encore des lésions du même genre. Voilà donc une série d'accidents dans lesquels le vice arthritique se manifeste à des degrés divers et dans lesquels tout peut se borner à une inflammation simple en apparence, la maladie constitutionnelle ne venant donner sa signature en quelque sorte que dans les degrés plus avancés.

Nous trouvons ici le joint qui nous permet d'expli-

(1) *Path. interne*, p. 559.

quer la manière dont l'arthritis peut provoquer l'éclosion du rhumatisme articulaire aigu ou subaigu.

Le microbe, cause productrice présumée des concrétions étudiées ci-dessus dans des maladies chroniques ou à tendance chronique même dans leurs formes aiguës (1), peut rencontrer dans l'économie une résistance plus vigoureuse, y déterminer des réactions inflammatoires plus énergiques qui ne lui laissent pas le temps de s'installer, et les lésions anatomiques produites se résument au degré que nous avons pu constater plus haut dans les premières phases de la goutte ou du rhumatisme chronique: prolifération des cellules et segmentation de la substance hyaline dans le cartilage, injection et vascularisation de la synoviale, etc.

« Cette multiplication des éléments cellulaires superficiels (ou profonds) du cartilage n'atteint pas en général toute l'étendue du revêtement cartilagineux, mais elle se montre sous forme d'îlots. C'est là un fait constant dont on ne saurait aujourd'hui donner l'explication » disent MM. Cornil et Ranvier (2).

Une influence générale, une déviation de la nutrition, s'accorde mal avec l'existence de ces altérations partielles qui reviennent à chaque instant dans l'histoire clinique ou anatomique de l'arthritis. La théorie infectieuse les explique beaucoup mieux.

Un des principaux caractères du rhumatisme articu-

(1) Voir page 36, note 1.
(2) *Manuel d'histol. path.*, tome 1, p. 407.

laire aigu est la mobilité de ses manifestations, la facilité avec laquelle se produisent les localisations viscérales, cardiaques ou autres ; nous venons de constater ce caractère dans les nodosités sous-cutanées qu'on a justement qualifiées d'éphémères et qu'on voit apparaître plus ou moins rapidement, à plusieurs reprises, dans le cours du rhumatisme ou de la goutte ; il en est de même pour la phlébite qui offre dans certains cas la même particularité chez ces malades, apparaissant à plusieurs reprises, par poussées, comme il nous a été donné d'en observer deux cas dans le cours du rhumatisme et chez un arthritique.

C'est une idée généralement répandue parmi les médecins parce qu'elle résulte d'une observation exacte et encore assez fréquente, qu'il peut exister une espèce d'alternance dans les accidents articulaires et viscéraux. Mais cette idée s'accorde mal avec la notion de maladie générale au moins telle qu'on la comprend aujourd'hui et on a cherché à la combattre par des arguments qui ne sont basés à vrai dire que sur une idée préconçue ; s'il est vrai que, dans les cas de délitescence d'une inflammation articulaire, il est possible de retrouver sur la jointure des lésions anatomiques positives, rien ne dit que ces lésions n'ont pas été produites par une cause actuellement disparue en même temps que la douleur et les phénomènes inflammatoires qu'elle provoquait par sa présence.

L'affirmation de la métastase, puisqu'il faut l'appeler par son nom, ne nous paraît nullement déraisonnable. Il faut remarquer que cette métastase, ce transport de la matière morbifique, pour nous parasitaire, se produit surtout dans les formes aiguës, beaucoup moins souvent dans les formes subaiguës et pour ainsi dire jamais dans les formes chroniques de la maladie ; c'est qu'ici le microbe est fixé dans des points où il produit toute son action avec le plus d'énergie possible : les influences de circulation, de milieu, de réaction sont insuffisantes pour entraver cette action, ce qui n'a pas lieu dans les formes aiguës où la rapidité de la circulation, l'élévation de la température, les modifications extrêmes du plasma ou des globules du sang peuvent être des obstacles à la stabilité du parasite, à l'action attractive qu'il doit exercer sur les produits de son action fermentescible, produits dont il s'entoure comme d'une atmosphère spéciale dans les lésions chroniques des articulations ou des autres organes. Il semble du reste que, dans certains viscères, ces réactions salutaires de l'organisme ne constituent plus une sauvegarde suffisante et que le développement du parasite se trouve facilité par des conditions encore indéterminées, mais dont quelques-unes paraissent appréciables : la rapidité moins grande du raptus sanguin au niveau des valvules du cœur par exemple ou à la bifurcation des artères, à la crosse de l'aorte, car c'est là surtout que se produisent les lésions secondaires du rhumatisme, les complications comme on dit, destinées à persister plus tard sous forme d'athérome, de dégénérescence calcaire des valvules ou des parois artérielles. Les travaux récents (1) montrent bien que ceci n'est point une simple vue de l'esprit, et quant à l'influence sur la production du rhumatisme et de ses différentes lésions, des parasites doués d'affinité pour les substances calcaires, nous avons eu des précurseurs bien inattendus. M. Gueneau de Mussy, dans ses admirables leçons cliniques sur l'athérome artériel, à propos de l'étiologie, rapporte, en y accordant une attention que sa grande autorité médicale ne permet pas de considérer sans valeur, les prescriptions de Moïse sur ce qu'il appelle la lèpre des maisons. On les trouvera ci-dessous (2).

(1) G. Sée. Leçons cliniques, in *Union méd.* 1888, t. 2, p. 733 et *Bulletin méd.* 1888, p. 1595.— Jaccoud., *Leçons de clinique méd.* 1885-86.

(2) « Quand je place dans le froid humide la cause occasionnelle du rhumatisme, je me conforme à l'opinion traditionnelle parfaitement d'accord du reste avec les données physiologiques : je m'étais demandé si, en dehors de son action propre, le froid humide ne pourrait pas favoriser le développement de productions organiques qui, mêlées à l'air et absorbées par l'économie, deviendraient pour elle un agent morbifique. J'avais commencé quelques expériences qu'il ne m'a pas été permis de continuer en mêlant à l'air et aux aliments d'un chien ces productions cryptogamiques circinnées qui se développent dans les lieux bas et humides. Moïse qui a été un hygiéniste admirable et qui d'ailleurs comme nous le dit la Bible avait été initié à toutes les sciences de l'Égypte, regardait ces productions comme insalubres. J'explique ainsi, et je ne crois pas qu'on puisse expliquer autrement, son curieux chapitre du Lévitique sur la lèpre des maisons. La forme arrondie de ces productions, l'arrangement en cercle des petites taches ou des pustules qu'elles représentent, les font ressembler à certaines affections cutanées. Moïse veut qu'on change l'enduit des murs qui sont le siège de ces développements parasitaires ; si le parasite se reproduit, il faut changer la pierre correspondante, et si, malgré cette précaution, le cryptogame repousse encore, il faut démolir la maison et emporter les pierres hors de l'enceinte de la ville. Ainsi, non seulement il

Il est bien curieux, du reste, de rapprocher ces prescriptions de celles qui sont édictées dans le livre biblique à propos des animaux de boucherie. Le bacille de Koch n'était pas connu à cette époque ni la contagiosité de la tuberculose et cependant on n'a guère trouvé récemment, contre le danger de cette contagion par la viande de boucherie, d'autres précautions que celles qui ont été indiquées par le législateur des Hébreux. Il y a 50 ans, on n'y aurait pas pensé.

C'est bien le cas de rappeler l'antique adage du poëte :

Multa renascentur quæ jam cecidere, cadentque quæ nunc sunt in honore.

A propos de cette existence en dehors de l'organisme des microbes générateurs de maladies, nous rappellerons encore les considérations émises devant l'Académie de médecine par M. le professeur Cornil dans la discussion sur la lèpre (1) : « on ne peut faire d'hypo-
» thèse plausible sur la façon dont se fait l'introduc-
» tion d'un parasite que lorsqu'on connaît l'histoire
» de ce parasite, ses milieux nutritifs, ses transforma-
» tions, sa morphologie, ses voies d'élimination, etc.

admettait que cette altération des murailles témoignait de l'insalubrité des habitations, mais cette injonction de porter hors de l'enceinte habitée les pierres provenant de leur démolition prouve qu'il croyait que ces productions des murailles humides mêlaient à l'air des germes ou des émanations nuisibles. Il y a là peut-être matière à recherches quoiqu'elles puissent paraître à certaines personnes oiseuses et futiles » (G. de Mussy. *Clin. méd.* 1874, tome 1, p. 305).

(1) Séance du 19 juin 1888.

» Nous n'avons pu avoir de données certaines, sur » l'origine du petit nombre des maladies parasitaires » que nous connaissons bien, qu'après avoir été ren» seignés sur le mode d'existence des parasites en de» hors de nous ; comme exemples, il me suffira de citer » les échinocoques du foie, la filaire sanguine, etc. ».

M. Cornil continue par l'actynomycose dont on prenait autrefois les lésions pour des sarcomes, la morve, le charbon, etc. Nous regrettons de ne pouvoir citer tout le discours qui constitue un beau chapitre de pathologie générale, mais, retenant l'utilité qu'il y a à étudier l'existence des parasites en dehors de l'économie et nous rappelant les considérations de M. Gueneau de Mussy à propos des prescriptions du Lévitique, nous dirons qu'il y aurait grand intérêt à faire l'examen microscopique de ces végétations cryptogamiques des murs humides, végétations qui à l'œil nu s'accompagnent manifestement d'un transport, d'une élaboration de substance calcaire, et prennent, par l'écrasement entre les doigts, l'aspect d'une poussière crayeuse. Les expériences commencées par M. Gueneau de Mussy méritent d'être reprises et donneraient peut-être des résultats intéressants pour la solution de la question qui nous occupe.

Nous relèverons encore, parmi les exemples de maladies parasitaires citées par M. Cornil, la filariose, qui présente dans sa marche des particularités dignes d'être mises en parallèle avec celles de l'arthritis, et très capables de nous aider ainsi à montrer que l'évolution de cette dernière maladie s'accorde bien avec l'hypothèse d'une origine infectieuse.

La filariose (1) est due à l'existence dans les lymphatiques d'un vers filiforme de 0,009 millimètres de longueur donnant naissance à des embryons d'un tiers de millimètre de long sur 3 μ de large, embryons dont on peut trouver jusqu'à 40 ou 50 dans une goutte de sang avec cette particularité qu'on ne les y rencontre que le soir et la nuit comme si la présence de cet hématozoaire était en rapport inverse de l'intensité de la lumière. La filaire adulte, introduite dans le sang par l'ingestion d'eau contaminée, reste à l'état latent (période d'incubation) pendant un temps variable depuis quelques mois jusqu'à 5 ou 6 ans. Elle détermine alors diverses lésions, dilatation des lymphatiques et des ganglions, chylurie, etc. Ces accidents, la chylurie surtout, apparaissent par crises avec intervalles de santé parfaite en apparence dans lesquels la limpidité de l'urine est complète. Les crises sont déterminées par certaines conditions comme la fatigue ou l'élévation de la température et l'intensité en varie suivant les heures de la journée. Enfin la filariose est compatible avec un état de santé relativement bon et on a vu des malades atteints de cette maladie depuis 50 ans.

Cette description sommaire ne montre-t-elle pas qu'il

(1) Voir Lancereaux, Leçons cliniques in *Semaine méd.* 1888, p. 332-346.

y a de nombreux rapprochements à établir entre la filariose, maladie parasitaire indiscutée, et l'arthritis quant à la longue durée de l'évolution, de l'incubation, quant aux intermittences de santé parfaite en apparence, quant à l'influence des causes déterminantes, lumière, température, fatigue. Les crises nocturnes de la goutte, de l'asthme, de l'urticaire, de la laryngite striduleuse, les exacerbations nocturnes aussi du rhumatisme vague ou articulaire ne semblent-elles pas indiquer quelque cause pathogénique du même genre : et n'est-on pas en droit de se demander s'il n'y a pas à ces heures une pullulation plus abondante du parasite comme dans la filariose ou une exagération de son activité ; la chose est démontrée du reste par les recherches de M. Netter (1) à propos de la salive infectieuse d'anciens pneumoniques sous des influences saisonnières formant ce qu'on a appelé la constitution médicale ; ces influences n'agissent nulle part d'une manière plus frappante que dans la genèse des divers accidents du rhumatisme ou de la goutte. La pratique civile surtout le démontre surabondamment pour les manifestations légères comme pour les déterminations les plus graves de la maladie constitutionnelle qui affectent un synchronisme remarquable dans les séries morbides.

Puisque nous sommes sur ce chapitre des influences adjuvantes sur les déterminations d'affections parasitaires nous prendrons encore l'exemple d'une maladie

(1) NETTER : *Revue d'hygiène et de police sanitaire*, 29 juin 1889, p. 514.

qui pour n'être pas microscopique n'en est pas moins susceptible d'être comparée à celles qui sont caractérisées par des microbes, la différence n'étant qu'une question de dimensions. Il nous souvient d'avoir entendu, non sans surprise, notre excellent maître M. Tillaux affirmer l'influence du traumatisme sur la localisation des kystes hydatiques, affirmation émise et admise du reste assez généralement. En y réfléchissant on se rend très bien compte de ce phénomène et la production d'abcès renfermant les divers micro-organismes de la suppuration à la suite de contusions sans lésion de la peau n'est sans doute qu'un fait du même ordre : microbisme latent réveillé par un traumatisme. C'est ainsi que nous comprenons les rapports de l'arthritis avec les lésions traumatiques, rapports signalés depuis longtemps par MM. les professeurs Courty, Verneuil, etc. et qu'il est permis d'observer souvent dans la pratique.

Enfin si on se rappelle l'influence exercée par les causes morales déprimantes, la contention d'esprit sur l'apparition de la tuberculose ou même de la furonculose, on trouvera un nouveau point de comparaison entre ces maladies infectieuses et l'arthritis qui reconnaît souvent les mêmes influences étiologiques et peut devenir à son tour, par son action nocive sur la nutrition, par les lésions plus ou moins profondes qu'elle détermine dans l'organisme, une cause puissante de dépression du système nerveux, de neurasthénie pour employer la terminologie nouvelle.

CHAPITRE IX

Relations de l'arthritis avec la dégénérescence scléreuse. — Influence des infections microbiennes sur cette dégénérescence. — Rhumatisme chronique fibreux. — Myélites scléreuses systématisées, etc. — Sclérose reliquat d'inflammations aiguës ou subaiguës. — Lésions secondaires de l'arthritis. — Affections cutanées. — Obésité et diabète.

L'arthritis, outre les lésions que nous avons étudiées dans les chapitres précédents, détermine encore dans les différents systèmes ou organes la production d'une altération spéciale du tissu conjonctif bien connue sous le nom de sclérose. Cette altération n'est pas spéciale à la maladie constitutionnelle dont nous nous occupons ; on la rencontre dans d'autres maladies, la syphilis, la tuberculose, dans certains empoisonnements, l'alcoolisme, le saturnisme; et elle paraît constituer une réaction banale du tissu conjonctif sous l'influence des causes d'irritation les plus variées ; parmi ces causes doivent être comptées les actions microbiennes (1).

Dans une observation présentée à la Société de chi-

(1) Voir page 31, parag. 15.

rurgie (1) M. Berger rappelle les expériences de MM. Strauss et Germond d'une part, de M. Albarran d'autre part. Ces Messieurs ont montré qu'après ligature du canal excréteur d'une glande, de l'urétère par exemple, il y avait comme premier phénomène ne manquant pas, la dilatation des canalicules urinifères, et que cette lésion était la seule qu'on pût observer si la ligature était faite dans des conditions d'asepsie parfaite ; qu'au contraire il s'y ajoutait, et la destruction de la portion sécrétante et la prolifération du tissu conjonctif, si l'on n'avait pas su préserver la glande de l'inflammation infectieuse résultant de la présence de bactéries septiques dans les travées conjonctives de l'organe.

MM. Bouchard et Charrin ont observé (2) des lésions de sclérose avec dégénérescence amyloïde chez deux lapins inoculés, l'un avec des cultures du bacille de Koch, l'autre avec le bacille du pus bleu à plusieurs reprises. Chez ce dernier, où les lésions affectaient un processus essentiellement scléreux, le corps ne contenait plus dans les trois derniers mois de la vie, ni l'agent pathogène, ni vraisemblablement les produits solubles auxquels peut donner naissance le bacille pyocyanique, car, à cette époque, l'ensemencement des urines ou du

(1) Séance du 17 juillet 1889. (Ablation de la glande sous-maxillaire sclérosée à la suite d'obstruction par un calcul salivaire chez un individu porteur de tartre dentaire, ce qui semblerait indiquer qu'ici les microbes provocateurs de la sclérose peuvent être les mêmes que ceux qui ont déterminé la formation du tartre et des calculs).

(2) *Société de biologie*, 13 octobre 1888.

sang n'a jamais fait apparaître de pyocyanine dans les milieux de culture. « Les cellules du lapin, disent les » expérimentateurs, troublées dans leur nutrition au » moment des injections du bacille pyocyanique soit » par l'action directe de ce microbe, soit plutôt par les » substances chimiques qu'il fabrique, ont continué à » évoluer pour leur propre compte dans un sens patho- » logique ».

Ces faits démontrent bien l'action pathogène des microbes en ce qui concerne la sclérose du tissu conjonctif, mais les observations de MM. Bouchard et Charrin montrent encore que cette sclérose est observée surtout dans des infections déjà anciennes, dont les premiers effets ont consisté dans la fabrication de produits spéciaux, pyocyanine dans le cas particulier, produits qui disparaissent lors de l'apparition de la sclérose. Ceci est de tout point comparable à ce qui se passe dans l'arthritis où la néphrite interstitielle et la sclérose des organès divers apparaît dans les formes chroniques et invétérées, remplaçant par exemple la néphrite avec dépôts uratiques du rein.

C'est probablement là que se trouve l'explication de la genèse de ce rhumatisme particulier, le rhumatisme chronique fibreux, susceptible de succéder à des attaques antérieures de rhumatisme articulaire aigu ou de s'installer chez des arthritiques d'ancienne date.

L'absence de douleur signalée par M. Besnier dans cette forme de rhumatisme donne à penser quel à comme dans les observations de MM. Bouchard et Charrin, le microbe pathogène a disparu et que la sclérose péri-articulaire constitue seulement le reliquat de son action, la cendre d'un incendie éteint en quelque sorte. Dans le rhumatisme chronique osseux, au contraire, le microbe serait toujours en activité comme le montrent les poussées observées dans le cours de cette affection.

La dégénérescence scléreuse des divers organes est un fait général chez les vieux goutteux ou les rhumatisants chroniques. dégénérescence accompagnée d'artério-sclérose, on le comprend, puisque les vaisseaux, voie de pénétration et de transport des germes infectieux, doivent les premiers subir leur influence nocive. Les relations de l'athérome avec le rhumatisme et la goutte, les divers processus, hémorrhagies, thromboses, embolies, sténose ou dilatation vasculaire par lesquels il agit pour produire les lésions les plus variées dans les organes les plus divers, ont été trop bien étudiées pour que nous ayons à les rappeler, mais nous insisterons sur cette propagation de l'inflammation (1) des tuniques vasculaires au tissu conjonctif circonvoisin. Nous avons déjà montré dans un travail antérieur (2) la dissémination de la lésion scléreuse dans les différents organes, indépendante des théories iatro-mécaniques ou autres invoquées avant notre affectionné maître M. le profes-

(1) Le mot inflammation est pris ici dans le sens de réaction contre une cause d'irritation.

(2) Voir notre thèse sur la cause de *l'hypertrophie du cœur dans la néphrite interstitielle*. Paris, 1880.

seur agrégé Debove qui nous avait signalé la question.

Ici, où nous considérons la dégénérescence fibreuse à un point de vue plus restreint comme l'intermédiaire entre l'arthritis et certaines maladies qui en dérivent, nous signalerons encore d'autres affections, l'ataxie locomotrice, la paralysie générale par exemple dont les relations avec la goutte et le rhumatisme ont été signalées (1) et les autres myélites scléreuses où la systématisation des lésions n'est peut-être due qu'à celle des vaisseaux nourriciers véhicules des germes nocifs et points de départ de l'inflammation du tissu conjonctif. Cette inflammation spéciale, comme nous l'avons vu plus haut, peut être attribuée à des causes diverses et la syphilis paraît jouer un rôle dans l'étiologie de certains cas d'ataxie guérie ou grandement améliorée par le traitement iodo-mercurique.

Ne pourrait-on point trouver un remède pour les cas en rapport avec l'arthritis et notre travail est-il susceptible d'apporter quelque direction à la thérapeutique dirigée contre ces affections où l'impuissance de la médecine est désolante ? Nous aurons à présenter certaines considérations à ce sujet lorsqu'il s'agira du traitement de l'arthritis en général, mais nous pouvons faire remarquer dès maintenant qu'on n'aura chance de réussir que dans les premières phases de l'affection, phases dans lesquelles le processus est encore limité probablement aux vaisseaux et paraît jusqu'à un cer-

(1) Jaccoud. *Pathol. int.* etc.

tain point affecter une allure aiguë et en tout cas une tendance à l'extension.

Dans l'hypothèse, en effet, où nous nous plaçons, d'un microbe pathogène, il doit nécessairement exister une période du travail morbide où ce microbe est encore actif par lui-même ou par ses produits : les expériences de MM. Bouchard et Charrin montrent que les lésions rénales ne deviennent définitives qu'à la suite d'assauts répétés et l'albuminurie, transitoire à la suite des premières inoculations, ne devient permanente qu'après les dernières et au bout d'un temps assez long. Dans l'artério-sclérose il paraît en être de même et l'action du vice arthritique semble s'y manifester d'une façon progressive quoique lente et latente il est vrai pendant fort longtemps.

Dans l'ordre des lésions chroniques succédant à des phases aiguës de la maladie, nous rappelons le rhumatisme fibreux qui peut suivre des attaques de rhumatisme articulaire aigu ; il est probable qu'il existe entre l'emphysème des arthritiques et l'asthme, entre les lésions chroniques de l'encéphale et les formes cérébrales (1) du rhumatisme articulaire, entre les varices et la

(1) « Les lésions propres du rhumatisme des centres nerveux, considérées » indépendamment des altérations secondaires et récurrentes qui peuvent » être en très grand nombre déterminées par des localisations rhumatis- » males primitives d'autres organes (embolies cardiaques, congestions car- » dio-pulmonaires, etc.), ont pour siège essentiel ou primitif le réseau ca- » pillaire sanguin et la trame lamineuse, qui sous des formes ou des « aspects divers suivant les régions, l'accompagne, l'enveloppe ou lui sert » de support ». BESNIER, *loc. cit.*, p. 551.

phlébite des rhumatisants et des goutteux, une relation du même ordre, le principe morbide pouvant du reste affecter un processus chronique d'emblée. — L'emphysème est caractérisé par une dilatation des vésicules pulmonaires, mise généralement sur le compte de causes mécaniques : mais si on remarque que ces causes peuvent agir sans provoquer l'emphysème, que, d'autre part, le microscope démontre l'existence d'une prolifération du tissu fibreux dans la paroi des alvéoles dilatées, on pourra penser que cette dilatation est due à une maladie de la paroi, de même que les varices, les dilatations artérielles de l'athérome sont dues également à des altérations pariétales et non pas seulement à des excès de pression auxquels tout le monde peut-être soumis sans avoir, pour cela, ni varices, ni athérome, ni emphysème. La mécanique est une excellente chose, mais il ne faut pas en abuser.

Nous croyons donner une interprétation plus juste en disant que l'emphysème est à l'asthme ce que le rhumatisme fibreux est au rhumatisme articulaire aigu, et cette comparaison pourrait sans doute s'appliquer à d'autres localisations de l'arthritis, dans l'estomac par exemple où la dilatation peut être attribuée vraisemblablement à des lésions du même genre, produites par l'intermédiaire et autour des vaisseaux, de façon suraiguë comme dans certains cas de goutte dite remontée ou de façon chronique comme dans la dyspepsie chronique des goutteux ou des rhumatisants.

La fameuse boutade de Watson, « por kin the stomach instead of gout in the stomach » a sans doute un peu de vrai mais à titre de cause déterminante ou aggravante seulement, et on voit les gens les plus sobres souffrir de cet organe sans se départir jamais du régime le plus sévère et sous l'influence de simples variations de température ou d'émotions morales. J'en suis pour ma part un triste exemple, et il m'arrive de prédire le temps qu'il fera le lendemain à la façon dont je digère, comme d'autres à la façon dont ils respirent ou dont ils meuvent leurs membres endoloris.

La dilatation de l'estomac est certainement une détermination pathologique de la plus haute importance et capable d'engendrer des troubles morbides secondaires par suite de l'atteinte qu'elle porte à la nutrition, de l'élaboration imparfaite des aliments, des fermentations putrides que ces aliments subissent et de l'absorption de produits septiques qui en résulte. Mais la débilité particulière des tuniques de l'estomac qui y prédispose nous semble devoir être attribuée à une tare constitutionnelle, tuberculose, arthritis, etc. ; s'il est utile de veiller en pareil cas à l'antisepsie gastro-intestinale, il est bon de se rappeler que les germes nocifs peuvent agir non seulement à la surface de la muqueuse après introduction par les aliments, mais encore exister dans l'épaisseur même des parois, amenés par la circulation, et provoquer des altérations de cette paroi qui devient ainsi moins apte à remplir son rôle physiologique, sécrétion des sucs digestifs s'il s'agit de la muqueuse, rétractilité à l'état de vacuité s'il s'agit de la tunique musculeuse.

M. le Dr Letulle a montré à la *Société médicale des hôpitaux* (1) comment les germes infectieux apportés par la circulation peuvent venir se localiser au niveau de l'estomac où ils produisent des lésions variant depuis de simples ecchymoses jusqu'à de vastes ulcérations arrondies.

D'autre part M. Lancereaux, dans ses leçons sur l'artérite généralisée (2), relève, chez des sujets atteints d'athérome et de rhumatisme chronique, non seulement l'existence de points hémorrhagiques et d'ulcérations, mais encore la congestion, *l'induration*, *l'épaississement* de la muqueuse de l'estomac, lésions coïncidant avec la sclérose de la rate et des reins dont les artères ont été également trouvées calcifiées, coïncidant aussi avec l'emphysème et l'apoplexie pulmonaire (3).

Dans les rares autopsies de goutteux avec accidents de goutte stomacale qui ont été pratiquées, on a trouvé la muqueuse gastrique œdématiée, parsemée d'érosions hémorrhagiques, et offrant de l'épaississement du tissu cellulaire sous-muqueux (4). Todd et Brinton ont sou-

(1) Séance du 10 août 1888.

(2) *Union méd.*, 1879. p. 196.

(3) On observe journellement ces cas de dyspepsie invétérée coïncidant avec le rhumatisme chronique, avec la gravelle urique, alternant quelquefois avec les accidents articulaires et rebelles aux médications les plus rationnelles quant au régime alimentaire.

(4) Rendu, *loc. cit.*

vent rencontré dans les cas de goutte stomacale dite goutte remontée une dilatation énorme de l'estomac. Ce serait là, dit M. Charcot, cet état de paralysie et d'affaiblissement de l'estomac que Scudamore avait depuis longtemps signalé dans les cas chroniques de la maladie.

Les lésions chroniques ne sont que l'aboutissant d'un travail morbide qui a évolué depuis de longues années avec des phases d'acuité plus ou moins vive, traduites dans la symptomatologie par les troubles divers de la dyspepsie arthritique et les périodes d'aggravation ou de mieux être éprouvées par les patients.

Les ingesta ont certainement une action considérable sur l'évolution des accidents, mais ce serait à tort suivant nous qu'on voudrait méconnaître l'influence diathésique ou pour parler français, langage clair, suffisant et prêtant moins à l'équivoque, l'influence d'un vice, d'une maladie constitutionnelle. Reste à savoir si cette maladie est d'origine microbienne et nous croyons que la présente étude doit rendre cette hypothèse au moins vraisemblable.

Les considérations que nous venons de présenter à propos des troubles gastriques de l'arthritis peuvent aussi bien s'appliquer à toute la série des troubles viscéraux du rhumatisme et de la goutte, à leurs localisations sur les différents systèmes et appareils, troubles ou localisations susceptibles d'exister à l'état aigu ou chronique avec des caractères de permanence, de mobilité ou d'intermittence qui, on doit le reconnaître, s'accordent bien mieux avec l'idée d'origine infectieuse qu'avec celle d'une déviation permanente de la nutrition (1).

Les limites que nous nous sommes assignées ne nous permettent pas de reprendre une à une toutes ces localisations et nous nous contenterons, après avoir cité les névralgies où les lésions peuvent varier depuis la simple congestion, en passant par la névrite et la sclérose du névrilemme, jusqu'aux dépôts uratiques ou calcaires (2), de relever le rhumatisme et la goutte musculaires où les mêmes altérations histologiques sont signalées avec les dépôts en moins ; ces dépôts sont déjà des raretés anatomiques dans les névralgies, mais suffisent pourtant à montrer la nature, la tendance du principe morbide qui peut ne pas trouver dans les muscles les conditions nécessaires à cette manifestation spéciale de

(1) Dans ce dernier cas, on s'expliquerait moins les localisations variées, les formes protéiques affectées par la maladie qui procède par sauts et dont la marche ambulatoire est bien connue. Une maladie de la nutrition aurait plus de fixité dans ses localisations, on n'observerait pas ces métastases qui nous paraissent avoir été niées un peu de parti pris. Un trouble général de la nutrition devrait affecter tous les systèmes et tous les organes en même temps ; on ne verrait pas comme dans l'arthritis un seul organe ou deux affectés isolément : il est des malades chez lesquels le vice arthritique ne se manifeste pendant toute la vie que par de l'asthme ou du rhumatisme articulaire ou une affection de la peau, le reste de l'économie étant indemne. Avec la théorie du trouble nutritif on comprend des degrés différents dans l'intensité des manifestations, on comprend moins le plus ou moins d'extension aux divers organes et pourquoi tel appareil serait respecté de préférence à tel autre.

(2) Voir Lécorché. *loc. cit.*, p. 117 et suivantes et *Dre de Jaccoud.*

son action, peut-être à cause de l'intensité des réactions organiques dans un appareil soumis à des alternatives continuelles de contraction et de relâchement, aux variations considérables de pression et à la circulation active qui en résulte (1). On a trouvé cependant dans les muscles, dans le myocarde en particulier, des concrétions calcaires sur la nature desquelles il y aurait lieu de revenir. Quoi qu'il en soit, M. le professeur Jaccoud, à propos des lésions anatomo-pathologiques du rhumatisme musculaire, trouve « qu'il y a là une série ascen-
» dante qui répète dans les tissus musculo-nerveux,
» sous des dimensions moindres, l'ensemble des lésions
» articulaires propres au rhumatisme (2). »

En somme c'est toujours à ces lésions élémentaires qu'il faut revenir ; elles se retrouvent avec quelques variantes, aussi bien dans les manifestations articulaires de la goutte et du rhumatisme que dans leurs autres localisations, voire dans l'appareil cardio-vasculaire qui tient une si grande place dans la symptomatologie de l'arthritis ; à côté des varices, des hémorrhoïdes, on peut signaler la tendance congestive en général, et la fréquence des hémorrhagies qui se relient aux altéra-

(1) M. Besnier fait bien voir que c'est la substance tout entière du muscle qui est malade, non pas seulement la fibre musculaire, et M. le professeur Charcot admet que ces altérations prédisposent les arthritiques aux ruptures musculaires qui reviennent chez certains d'entre eux avec une fréquence remarquable et sous l'influence d'efforts quelquefois peu considérables.

(2) *Pathologie interne.*

tions plus ou moins avancées des parois vasculaires (1). On peut encore ranger dans cet ordre de faits certaines variétés de chlorose rapportées par M. Gueneau de Mussy à la diathèse arthritique. Outre les altérations du sang, analogues à celles qu'on rencontre dans le cours du rhumatisme articulaire, hypérinose et anémie globulaire, plusieurs auteurs, M. Virchow en particulier, ont constaté chez les chlorotiques, des altérations pariétales de l'appareil cardio-vasculaire, assez comparables à celles de l'athérome et qui ne sont peut-être que la phase de début fixée et restée en chemin de cette affection.

Nous signalerons encore la congestion pulmonaire arthritique étudiée par le Dr Colin de St-Honoré, les varicosités de la peau, de la muqueuse du pharynx. La couperose, la congestion arthritique du nez nous amènent à parler des affections de la peau ; ces affections, fugaces comme l'urticaire, ou tenaces comme l'eczéma, le psoriasis, etc., sont produites probablement par des processus différents : soit par l'action directe du parasite, soit par l'intermédiaire des altérations chimiques que ce parasite détermine dans les liquides de l'organisme.

Aussi bien, les autres maladies constitutionnelles, syphilis, tuberculose, s'accompagnent d'affections cutanées analogues quant à la forme à celles de l'arthritis,

(1) Depuis les épistaxis fréquentes chez les enfants issus de race arthritique jusqu'à l'hémorrhagie cérébrale des athéromateux.

et on ne connaît pas plus, pour ces maladies, les influences secondaires qui déterminent telle sorte d'affection cutanée plutôt que telle autre. C'est peut-être le lieu de mentionner ici les influences réciproques des microbes les uns sur les autres, la pénétration de l'un favorisant celle de l'autre ou la contrariant. C'est une question qui a été agitée et qui a trait en même temps aux rapports des maladies constitutionnelles entre elles, mais nous ne pouvons que l'indiquer.

Enfin nous terminerons l'énumération par le diabète et l'obésité qui sont relevés si souvent dans l'hérédité des arthritiques ou en coïncidence avec les autres manifestations de la maladie. Ces deux dyscrasies ont été considérées comme le résultat de l'insuffisance des combustions organiques par M. le professeur Bouchard ; on peut également les considérer comme la conséquence possible des dédoublements produits par un ferment étranger à l'organisme. Nous rappellerons que le sang des rhumatisants est plus riche en graisse et que dans les premières phases de l'athérome on trouve également des matières graisseuses dans les foyers. Il serait intéressant d'y rechercher la présence du sucre, mais la solubilité et l'élimination facile de ce dernier corps, au fur et à mesure de sa production même à l'état de traces, peuvent être un obstacle à sa constatation. On conçoit d'ailleurs que les diverses lésions viscérales de l'arthritis, réagissant les unes sur les autres, déterminant pour leur propre compte des altérations secondaires sans rapport immédiat avec la maladie constitutionnelle, puissent favoriser ou empêcher l'apparition de l'obésité ou du diabète. Il y a là un enchevêtrement que nous laissons à de plus habiles le soin de démêler.

En résumé, nous avons vu que la présence d'un microbe est capable de produire toutes les altérations de texture, de composition chimique, et les dépôts de divers genres énumérés dans le courant de ce travail. Nous nous sommes expliqué sur les influences qui peuvent être invoquées comme susceptibles de diriger le processus morbide dans un sens ou dans un autre : action et réaction, composition du milieu organique différant suivant les individus et les organes, alimentation, ancienneté de la maladie, etc., etc.

La preuve absolue de nos affirmations ne peut être obtenue, on le conçoit, que par la constatation de l'existence de ce microbe encore hypothétique. Il y faut le secours d'une technique spéciale que nous n'avons pas le loisir d'acquérir ni de mettre en œuvre, entraîné que nous sommes par la pratique journalière de la médecine. Nous osons espérer que les quelques développements que nous venons de donner, sur des matières encore pleines d'obscurité, provoqueront des recherches subséquentes et nous terminerons notre étude en présentant certaines considérations peut-être dignes d'intérêt à propos du traitement de l'arthritis en général et à propos de cette forme si singulière de la goutte due à la pénétration du plomb dans l'économie, la goutte saturnine.

CHAPITRE X

Traitement des affections arthritiques. — Les principaux médicaments sont des anti-parasitaires. — Action du salicylate de soude, du colchique. — Nécessité d'un traitement prolongé. — Est-il possible de trouver un remède spécifique de l'arthritis? — Pathogénie de la goutte saturnine. — Résumé et conclusion.

La liste est longue des médicaments qui sont employés dans le traitement de la goutte et du rhumatisme. Quelques-uns ont acquis justement la réputation de véritables spécifiques, au moins contre les phases aiguës ; le salicylate de soude pour le rhumatisme et la goutte, la teinture de colchique pour cette dernière seulement. Avant le salicylate de soude, c'était à la quinine surtout qu'on s'adressait.

A côté de ces agents thérapeutiques, les alcalins, l'iodure de potassium, l'arsenic, certaines eaux minérales trouvent leur emploi aux diverses périodes de l'arthritis.

Il est difficile de pénétrer le mécanisme suivant lequel agissent les médicaments. Il est probable que chacun d'eux opère à sa façon, soit en diminuant l'acidité des liquides organiques comme les alcalins, soit en relevant la nutrition comme l'arsenic, certaines eaux minérales ferrugineuses ou sulfureuses, soit en facilitant l'élimination des substances anormales en qualité ou en quantité, produites sous l'influence du vice constitutionnel.

Nous n'avons pas, au point de vue où nous nous plaçons, à insister sur ces différentes hypothèses, mais nous devons faire remarquer que le remède par excellence du rhumatisme articulaire aigu, employé également avec succès dans la goutte, le salicylate de soude, est un antiseptique de premier ordre.

Chacun connaît le rôle que jouent les préparations salicylées et leurs dérivés dans l'antisepsie chirurgicale ou même dans l'antisepsie en général, conservation des substances animales ou végétales, solides ou liquides. La quinine, l'antipyrine, l'essence de térébenthine employée quelquefois à l'intérieur dans les névralgies et le rhumatisme musculaire, jouissent également de propriétés antiseptiques, et ceci vient à notre appui lorsque nous soutenons la nature infectieuse de l'arthritis (1). Il n'est pas jusqu'à l'acide phénique qui n'ait été administré avec un certain succès par Kunze et Goldbaum en injections sous-cutanées péri-articulaires.

Ces remèdes agissent du reste d'une manière un peu différente dans le rhumatisme et la goutte. Le salicylate de soude par exemple, qui enraye rapidement le

(1) *Naturam morborum curationes ostendunt.*

rhumatisme aigu, a une action beaucoup moins constante et moins prononcée dans la goutte et réussit surtout à empêcher ou à retarder le retour des accès quand il est donné de façon suivie dans l'intervalle de ces accès (1).

En admettant que le salicylate agisse comme antiparasitaire, on peut se demander si son action n'est pas entravée dans la goutte par l'existence de l'acide urique autour des germes infectieux que nous considérons dans notre théorie comme des centres d'appel de cet acide destiné à leur servir d'enveloppe, enveloppe protectrice dans le cas particulier. Ce rôle protecteur expliquerait la pauvreté des résultats obtenus dans le traitement du rhumatisme chronique osseux, soit par le salicylate de soude, soit par les autres médicaments (2).

L'action antifermentescible du salicylate a été déjà invoquée pour expliquer son action thérapeutique et M. Lécorché ne la nie pas, mais pour lui, comme nous l'avons déjà vu, c'est la cellule organique elle-même qui joue le rôle de ferment, tandis que pour nous ce ferment est étranger à l'organisme. C'est là qu'est la question.

Les variations de l'élimination d'acide urique, sous l'influence des médicaments, ont été souvent recherchées

(1) Lécorché. *loc. cit.*, p. 701.

(2) C'est encore le même raisonnement qui pourrait être appliqué à l'action favorable du traitement prolongé par l'iodure de sodium sur le rhumatisme chronique et l'artério-sclérose : ce sel agirait à la longue par ses deux constituants iode et soude sur les produits calcaires qu'il désagrégerait peu à peu en même temps que sur les micro-organismes par l'iode qui est également un puissant antiseptique.

sans qu'aucune conclusion absolue ait été formulée. Les uns l'augmentent; d'autres la diminuent. Il semble cependant que, dans le premier cas, il s'agisse seulement d'un balayage en quelque sorte de l'acide urique produit en excès, que dans l'autre il y ait diminution de production de cet acide (1). Ces deux modes d'action ne sont pas en contradiction avec l'hypothèse d'une influence antiseptique.

Pour ce qui est du colchique dont l'influence sur l'accès de goutte est si rapide, alors qu'elle est à peu près nulle dans le rhumatisme, on ne sait pas à quoi s'en tenir sur la manière dont cette influence se manifeste. Cependant, si on rapproche le rôle que joue l'alimentation dans la goutte, et l'action intense du colchique sur le tube digestif et la diurèse, on peut être amené à penser que le remède agit précisément en sens inverse de l'alimentation, en soustrayant d'un côté les principes en excès apportés de l'autre par des aliments mal choisis ou trop abondants. Nous donnons cette explication pour ce qu'elle vaut et nous retenons seulement que les auteurs reconnaissent que l'influence thérapeutique du colchique est inexpliquée. Il nous semble toutefois que se baser sur cette influence indéniable et rapide dans la goutte, à peu près nulle dans le rhumatisme, pour affirmer la dissemblance absolue des deux affections, c'est aller beaucoup trop loin, faire trop de cas d'un fait en somme inexpliqué et ne pas tenir un compte suffisant

(1) LÉCORCHÉ. *loc. cit.*, p. 68.

des autres motifs beaucoup plus nombreux et plus décisifs qui peuvent faire admettre la parenté et même l'identité des deux maladies à quelques nuances près.

Le traitement par l'eau froide suivant la méthode de Brand a été employé dans certaines formes de rhumatisme cérébral et a pu amener des guérisons inespérées. Cette médication appliquée méthodiquement dans la fièvre typhoïde donne des succès sur lesquels l'attention est appelée depuis quelques années, succès assez nombreux pour qu'un gouvernement ait recommandé officiellement le traitement de Brand aux médecins de son armée. Or la fièvre typhoïde est une maladie infectieuse par excellence, et si d'autre part on se rappelle l'action de la température extérieure sur l'inoculabilité et l'évolution plus ou moins facile des diverses maladies infectieuses, action démontrée par de nombreuses expériences sur les animaux, on pourra conclure de cette action favorable de la méthode de Brand sur le rhumatisme, que lui aussi reconnaît vraisemblablement une origine infectieuse. Nous ne croyons pas que les affusions froides aient été employées dans le traitement des formes cérébrales délirantes ou comateuses de la goutte rétrocédée : il y aurait peut-être lieu de faire quelques tentatives dans ce sens : les moyens thérapeutiques, qui consistent à rappeler la goutte sur les articulations, sont en effet bien aléatoires et la gravité des accidents peut autoriser des essais que la logique ne semble pas condamner.

Quoi qu'il en soit, on peut nous accorder que les principaux médicaments employés dans le traitement du rhumatisme et de la goutte sont des anti-parasitaires au premier chef; il faut ajouter qu'une fois le premier coup porté à l'affection aiguë, une fois qu'on a noté la disparition des phénomènes inflammatoires et douloureux, tout n'est pas fini : c'est un fait d'observation qu'il est utile, pour se mettre à l'abri des récidives dans le rhumatisme articulaire, de continuer l'usage du salicylate quelque temps encore après la cessation des douleurs et de la fièvre : la pratique de M. Lécorché qui administre le sel d'une façon prolongée dans l'intervalle des accès de goutte pour en empêcher le retour, est un fait du même ordre et montre bien que les cliniciens croient à la persistance de l'influence morbide assoupie seulement et non détruite à la suite de l'affection aiguë, qu'ils croient aussi à l'utilité de poursuivre la maladie devenue latente après les premiers efforts de la thérapeutique pour l'annihiler complètement et en prévenir les retours.

Si nous avons le bonheur de voir juste dans l'idée que nous nous faisons de l'arthritis, c'est cette notion que nous voudrions faire prévaloir encore plus énergiquement si c'est possible de l'opportunité qu'il y a à traiter la maladie après l'affection et c'est la consécration thérapeutique qui nous semble devoir résulter de la conception de l'arthritis en tant que maladie constitutionnelle, de même que, dans la syphilis, on doit continuer le traitement longtemps et avec persévérance après la disparition des accidents extérieurs, plaques muqueuses, papules, gommes, etc.

La nécessité d'une telle façon de procéder est d'autant plus grande que si on laisse la maladie évoluer, l'époque arrive plus ou moins tardivement où apparaissent des lésions chroniques difficilement curables ou irrémédiables, rhumatisme chronique, goutte atonique, calculs impossibles à évacuer, scléroses diverses, néphrite interstitielle, myélites systématisées ou diffuses, etc.

La médication à employer doit varier un peu suivant les localisations de la maladie, et les divers médicaments dont l'observation clinique a remarqué les bons effets trouveront leur utilité dans les différentes affections qu'elle détermine, arthropathies, névralgies, lithiases, etc.

Pour diriger cette thérapeutique, on conçoit toute l'importance qu'il y aurait à être fixé par des travaux et des expériences ultérieures sur ce qu'il y a de vrai dans les idées que nous émettons, et si l'origine microbienne de l'arthritis est établie, il faudrait aussi savoir à quel point et dans quelle de ses parties l'économie est envahie. Il nous semble que la plus haute expression de la maladie correspond non seulement aux formes articulaires chroniques, mais à ces états de rhumatisme, de goutte vagues où toute la substance du malade, pour ainsi dire, est imprégnée du principe morbide, où l'artério-sclérose se développe sourdement, mettant à chaque instant la vie en danger, par la possibilité des hémorrhagies, des thromboses, des anévrysmes, des lésions valvulaires du cœur, ou de la sclérose des divers organes.

A cet état d'imprégnation chronique de l'organisme par le vice constitutionnel doit correspondre une imprégnation thérapeutique, chronique aussi en quelque sorte.

Si nous avons vu M. Lécorché soumettre pendant longtemps des malades au traitement salicylé, il est évident que cette médication ne peut pas être continuée indéfiniment sans de graves inconvénients. Le salicylate de soude a une action fâcheuse sur les voies digestives, surtout chez certains dyspeptiques; chez d'autres, où le rein est malade, il est impossible de l'employer. Enfin il est éliminé rapidement et n'agit pas ou peu dans les formes chroniques.

Les autres médicaments, quinine, alcalins, etc., ont aussi leurs inconvénients et sont d'ailleurs bien loin de répondre à tous les desiderata d'une thérapeutique réellement efficace.

Somme toute, il n'existe pas pour l'arthritis de médicament spécifique analogue par exemple au mercure pour la syphilis. Il n'est peut-être pas impossible cependant de trouver un fil conducteur susceptible de mener à la découverte de cette pierre philosophale si enviable et les considérations que nous allons présenter à propos de la goutte saturnine peuvent suggérer des tentatives thérapeutiques nouvelles.

L'influence du plomb sur l'apparition de la goutte paraît bien démontrée. Assez fréquente en Angleterre, cette relation étiologique du saturnisme et de la goutte est plus rare en France et les auteurs attribuent la différence au genre d'alimentation plus azotée chez les ouvriers anglais buveurs de bière que chez les français soumis à un régime plus végétal et buveurs de vin. Comment agit le plomb dans ce cas ? Est-ce par l'intermédiaire d'une action sur le rein qui par suite laisserait moins facilement s'éliminer l'acide urique ? C'est l'opinion de M. Garrod. Pour d'excellentes raisons, M. Lécorché n'admet pas cette opinion et pense que le plomb amène plutôt un excès dans la formation d'acide urique en activant le fonctionnement organique des cellules, fonctionnement comparé par notre excellent maître à celui des ferments.

Il reste à savoir pourquoi le plomb ne produit pas cette modification chez tous les saturnins, car enfin, en prenant même les statistiques de Garrod où la proportion de goutteux est la plus grande, il n'y a guère qu'un quart de ces malades qui sont atteints de podagre. Or les cellules organiques sont faites sur le même modèle chez tous ces hommes d'ailleurs soumis à la même hygiène alimentaire, aux mêmes influences de travail physique qui sont loin de produire la tendance goutteuse, chez leurs camarades des autres corps d'état.

Pourquoi le plomb augmenterait-il l'activité de ces cellules chez les uns et non chez les autres? Il faut donc une prédisposition et cette assertion se trouve singulièrement confirmée quand on voit d'autre part combien la goutte agit en sens inverse pour faciliter l'action toxique du plomb et comment d'après Garrod l'absorption d'une quantité de plomb, insignifiante pour d'autres, provoque promptement chez un individu goutteux une attaque de colique ou l'apparition du liseré gingival.

Mais à côté de la prédisposition goutteuse, il y a la prédisposition arthritique bien plus compréhensive et plus commune dans toutes les classes de la société, et quand on se rappelle les rapports admis entre la goutte et le rhumatisme par la plupart des médecins, rapports plus ou moins étroits suivant les auteurs, mais enfin rapports évidents ; quand, de plus, on voit l'affinité qui existe réciproquement entre la goutte et le saturnisme, il nous semble logique de penser qu'une affinité du même genre doit exister entre le rhumatisme ou les autres modalités de l'arthritis et l'intoxication plombique ; de là à conclure que la prédisposition spéciale de certains individus à l'intoxication et à la goutte saturnine est due à un état arthritique antérieur, il n'y a pas de place pour la controverse et, disons-le en passant, ceci nous semble prouver une fois de plus que le vice arthritique réside non pas dans l'activité exagérée de la cellule organique, mais dans une cause surajoutée.

On peut aussi bien invoquer ici les observations de goutte saturnine dans lesquelles la présence de l'acide urique dans le sang a manqué. MM. Bucquoy et Halma-Grand en ont signalé au dire de M. Rendu (1).

La goutte saturnine produit, du reste comme la goutte ordinaire, ses manifestations sur tous les organes, athérome, néphrite interstitielle, etc., gingivite expulsive en tout point comparable à celle des arthritiques ordinaires avec la présence du liseré plombique en plus.

M. Cras dans une communication à la Société de chirurgie (2) montre la localisation du plomb dans l'intérieur du réseau capillaire du périoste ou ligament alvéolo-dentaire avec les altérations consécutives à cette localisation, rétraction, ulcérations, abcès, ébranlement des dents, dépôts de tartre, en un mot les lésions de l'arthrite alvéolaire infectieuse.

Si nous revenons à l'hypothèse de la nature infectieuse de l'arthritis, nous trouverons une explication beaucoup plus nette de ce réveil d'une diathèse latente par l'intoxication saturnine. Il faut se reporter pour cela à la partie de la microbiologie qui traite de la nutrition minérale des micro-organismes et aux expériences de M. Raulin (3).

On voit dans ces expériences combien certains métaux

(1) Rendu, *loc. cit.*, p. 187.
(2) Séance du 20 février 1878.
(3) Voir plus haut, p. 29, parag. 9 et Duclaux, *loc. cit*, p. 60, et suivantes.

favorisent l'activité et la reproduction des microbes ; on a le droit de penser que le plomb joue vis-à-vis du microbe de l'arthritis le rôle que le zinc par exemple joue à l'égard de l'aspergillus étudié par M. Raulin, qu'il en réveille l'activité, la pullulation et en modifie les propriétés physiologiques de telle sorte que ce microbe, existant jusque-là à l'état latent dans l'organisme et n'y marquant sa présence que par les manifestations atténuées de la maladie arthritique, y devient la source des affections les plus graves et les plus rapidement envahissantes, comme c'est le cas pour la goutte saturnine.

On observe de plus que cette forme spéciale de la goutte est celle qui se rapproche le plus du rhumatisme quant à la généralisation des arthropathies à toutes les articulations. Nous ferons remarquer que l'influence du plomb sur le microbe arthritique serait une de celles qui sont susceptibles de lui imprimer la modification spéciale en vertu de laquelle il provoque plutôt l'uricémie et la goutte que le rhumatisme.

A côté de cette influence favorable à la vie des microbes exercée par des métaux ou des métalloïdes, variables suivant les micro-organismes, M. Raulin signale leur influence inverse et tellement considérable que des traces de ces corps à peine décelées par les réactifs chimiques dans les milieux de culture peuvent suffire à entraver totalement le développement de ces microbes.

C'est précisément à ce phénomène que nous avons fait allusion à propos de la possibilité de la recherche d'un médicament spécifique de l'arthritis. S'il est vrai, comme nous le croyons, que cette maladie est microbienne, il n'est pas impossible qu'à côté du plomb, qui en facilite l'évolution, il existe un autre métal qui la guérisse. C'est peut-être même dans une action du même genre qu'il faut rechercher le *modus operandi* du mercure dans la syphilis.

Il serait rationnel d'instituer des expériences thérapeutiques dans ce sens à propos du traitement de l'arthritis.

On a déjà du reste employé empiriquement les préparations d'argent dans le traitement d'affections dérivées de cette maladie constitutionnelle, la chorée par exemple, la paralysie générale ou l'ataxie locomotrice qui reconnaissent si souvent l'arthritis dans leur étiologie, dans certains cas de diabète (Trousseau). — Autenrieth en a constaté l'efficacité dans la dyspepsie qui succède à une éruption cutanée ou qui se rattache à la diathèse goutteuse (1).

Ce serait un motif de poursuivre d'un peu plus près l'étude de la médication argentique contre l'arthritis. Malheureusement la coloration ardoisée indélébile qui se produit au bout d'un certain usage de cette médication constitue un obstacle fâcheux à son emploi et le rend forcément limité ; rien n'empêche de faire des recherches semblables pour les autres métaux plus ou

(1) *Diction. encyc.*, art. *Argent.*

moins rapprochés de l'argent et dépourvus de cette propriété gênante.

Arrivé au terme de notre étude, nous devons résumer de façon succincte les motifs qui nous l'ont fait entreprendre et les déductions qui nous ont amené à cette manière de traiter la question :

L'arthritis, expression jusqu'ici un peu vague, répond cependant à une série d'affections que des auteurs savants et judicieux entre tous, rattachent à un même principe et considèrent comme des branches émanées d'un même tronc.

Plusieurs médecins, et non des moindres, reconnaissent absolument ou pressentent une origine microbienne pour certaines de ces affections, affections cardiaques, rhumatisme articulaire.

Les travaux du Dr Galippe, de MM. Vignal et Malassez, démontrent d'autre part que la genèse de dépôts calcaires comme le tartre dentaire et les calculs salivaires, ou de matière cristalloïde organique comme les calculs biliaires et urinaires est due à l'activité des microbes (1).

Nous avons cru pouvoir en conclure avec vraisemblance que cette propriété spéciale des micro-organismes permettait de rattacher l'une à l'autre des maladies qui ne paraissent si dissemblables après tout que parce qu'on donne trop d'importance à des produits anor-

(1) Il se trouve du reste que les maladies où on rencontre ces dépôts sont considérées depuis longtemps comme étant d'origine arthritique.

maux susceptibles de faire défaut et qui peuvent d'ailleurs reconnaître la même origine infectieuse que les autres altérations organiques du rhumatisme et de la goutte.

La parenté de plusieurs maladies étant établie, si on admet l'existence d'une cause définie pour l'une d'elles, il est logique d'attribuer l'existence des autres à cette même cause et nous pensons avoir démontré dans le cas particulier que les parasites, cause d'affections cardiaques, d'endartérie, d'arthrite alvéolaire, etc., cause à peu près acceptée du rhumatisme articulaire, peuvent être aussi bien l'origine de la goutte et des autres maladies à concrétions admises par la plupart des médecins comme dérivées de l'arthritis.

Toutes les lésions élémentaires, toutes les modifications chimiques des diverses manifestations de l'arthritis peuvent être le fait des microbes ; la marche de la maladie s'accorde parfaitement avec la théorie parasitaire, les traitements les plus actifs mettent en œuvre des agents antiseptiques : l'action spéciale du plomb sur la genèse de la goutte s'explique également bien dans cette hypothèse d'origine infectieuse. Il y a donc là un ensemble remarquable de faits qui ne constitue certes pas une preuve absolue, mais un motif suffisant de persévérer dans la voie dont nous avons cru utile de poser les jalons.

A d'autres de creuser plus avant le sillon si on daigne ajouter quelqu'attention à des idées nouvelles qui pourront paraître subversives ou téméraires à plusieurs.

Nous espérons pourtant qu'on voudra bien considérer notre tentative avec bienveillance, si on réfléchit que son sujet est encore environné d'obscurité et que tout effort ayant pour but de dissiper cette obscurité mérite l'attention, puisque c'est de la connaissance des maladies dans leur nature intime que doit découler une thérapeutique logique, méthodique et vraiment efficace. C'est cette conviction qui nous a soutenu et enhardi dans le courant de notre étude et nous n'avons pas oublié un seul instant que si les questions de pathogénie présentent quelqu'intérêt ou quelqu'utilité, c'est surtout parce qu'elles sont le plus solide fondement de la thérapeutique, véritable but et principale raison d'être du médecin.

22 septembre 1889.

ADDENDUM

Depuis l'achèvement de ce travail, MM. A. Gilbert et G. Lion ont communiqué à la *Société de Biologie*, (séance du 12 octobre 1889) les résultats d'expériences qui démontrent bien la justesse de notre interprétation :

« L'inoculation au lapin d'un bacille que nous avons recueilli dans un cas d'endocardite humaine peut, sans traumatisme artériel préalable, amener le développement d'une artérite dont l'aorte est le siège de prédilection. Cette artérite est caractérisée par l'épaississement des parois vasculaires dont la face interne est hérissée de saillies discrètes ou confluentes, ainsi qu'en témoignent les deux derniers faits que nous soumettons à votre attention. Au niveau des points les moins altérés, il est aisé de reconnaître au microscope que les premiers indices de la souffrance des parois artérielles se traduisent par une néoformation du tissu conjonctif qui s'étend de la surface vers la profondeur, jusque dans l'épaisseur de la tunique moyenne. Les fibres musculaires lisses cèdent la place au tissu scléreux ; les lames élastiques subissent l'infiltration calcaire ; enfin le tissu scléreux est envahi lui-même par des dépôts calcaires et la lésion apparaît avec ses caractères définitifs.

» L'on ne peut se défendre de rapprocher de telles lésions, des lésions d'ailleurs variées, graisseuses, calcaires et scléreuses qui, chez l'homme, sont communément réunies sous l'appellation d'athérome artériel, et d'y voir la preuve expérimentale du rôle joué par les maladies infectieuses dans l'étiologie de cette altération vasculaire ».

TABLE DES MATIÈRES

ERRATA

Page 48. — Lire : (Voir 1°, 7°, 8° et 10° p. 27 et suiv.), au lieu de : (voir 1°, 2°, 7° et 10°, p. 25 et suiv.).

Page 59. — Lire : p. 34 et 48, au lieu de : p. 32 et 45.

Imp. G. Saint-Aubin et Thevenot, Saint-Dizier. 30, passage Verdeau, Paris.

www.ingramcontent.com/pod-product-compliance
Ingram Content Group UK Ltd.
Pitfield, Milton Keynes, MK11 3LW, UK
UKHW012222240726
13966UKWH00003B/899

9 782011 779168